LES
SUPPURATIONS PROSTATIQUES

ET

PÉRIPROSTATIQUES

(FORMES ET TRAITEMENT)

PAR

Le Dr H. MINET

Ancien interne des hôpitaux de Paris

PARIS

G. STEINHEIL, ÉDITEUR

2, RUE CASIMIR-DELAVIGNE, 2

—

1901

LES
SUPPURATIONS PROSTATIQUES ET PÉRIPROSTATIQUES

(FORMES ET TRAITEMENT)

IMPRIMERIE A.-G. LEMALE, HAVRE

LES
SUPPURATIONS PROSTATIQUES

ET

PÉRIPROSTATIQUES

(FORMES ET TRAITEMENT)

PAR

Le Dr H. MINET

Ancien interne des hôpitaux de Paris

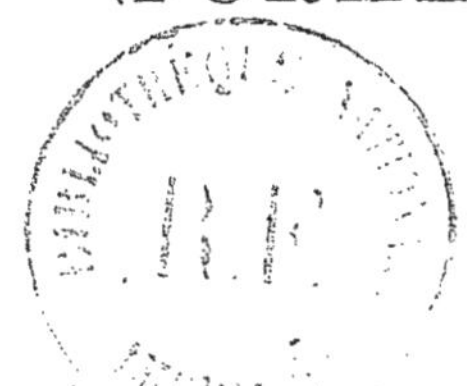

PARIS

G. STEINHEIL, ÉDITEUR

2, RUE CASIMIR-DELAVIGNE, 2

1901

LES SUPPURATIONS

PROSTATIQUES ET PÉRIPROSTATIQUES

(Formes et traitement)

INTRODUCTION

Nous devons à M. le Dr Desnos l'idée et les observations inédites de cette étude. Dès 1889, dans l'article du *Dictionnaire encyclopédique*, il insistait sur la fréquence des abcès chro-niques de la prostate, dont il avait vu des pièces au musée Civiale et au musée Dupuytren. Il notait une évolution silencieuse, d'emblée ou après un abcès aigu, et insistait sur ce fait qu'ils sont secondaires à d'autres affections uréthro-prostatiques. Depuis, au *Congrès d'urologie* de 1899, il étudia de nouveau les abcès latents de la prostate, et l'on trouvera plusieurs cas nouveaux dans notre thèse. En même temps qu'il nous conseillait d'étudier les abcès latents, notre maître nous faisait connaître le danger qu'ils constituent pour le malade, et nous confiait des observations dans lesquelles les périprostatites les plus graves avaient compliqué un abcès insidieusement développé dans la glande. Enfin, partisan résolu de l'incision périnéale, M. Desnos nous donnait à l'appui de ses préférences plusieurs cas où l'intervention chirurgicale rapportée dans tous ses détails renferme un enseignement précieux.

Au cours de nos recherches bibliographiques, nous avons été

amené à étendre le sens du mot périprostatique, réservé, en ce qui concerne les phlegmons, au seul tissu cellulaire rétroprostatique, et à admettre des subdivisions dans les régions anatomiques connues déjà pour être le siège de suppurations.

En outre, nous avons cru bon de faire une revue générale des connaissances actuelles concernant l'étiologie et la bactériologie des suppurations prostatiques et périprostatiques, ainsi que leur pathogénie.

Notre travail est donc en somme une étude d'ensemble sur ces suppurations ; toutefois nous n'avons pas insisté sur beaucoup des points les mieux connus de leur histoire, et nous nous sommes appliqué surtout à décrire les formes anatomo-pathologiques et les formes cliniques, et à présenter un parallèle des divers traitements proposés.

CHAPITRE PREMIER

Bactériologie. Étiologie et pathogénie.

a) Bactériologie. — Il ne faut pas s'étonner de voir que les
abcès prostatiques sont encore mal connus au point de vue bactériologique. La plupart d'entre eux, en effet, s'ouvrent spontanément par l'urèthre ou par le rectum, et l'examen du pus
recueilli dans ces canaux naturellement septiques ne pourrait
être considéré comme probant. On ne peut recueillir purement
le pus d'un abcès prostatique que par la ponction exploratrice
faite à travers le périnée ou le rectum (encore cette dernière voie
nous paraît-elle mal choisie), ou au moment d'une incision faite
par le chirurgien. Dans ces conditions le nombre des examens
ne pouvait être qu'assez rare. Mais il ne suffisait pas de
recueillir le pus et de l'examiner sur lamelles ; il fallait l'ense-
mencer ; or, si la culture des microbes aérobies peut se faire
facilement et rapidement, il n'en est pas de même pour celle des
microbes anaérobies, dont la recherche, ici comme dans la plupart des autres infections, a été trop délaissée. Depuis que
Veillon et Züber ont attiré l'attention sur l'importance du rôle
que jouent dans les suppurations et les gangrènes les microbes
anaérobies, nous ne connaissons qu'un examen complet de pus
prostatique avec culture de bactéries anaérobies. Il n'est pas
douteux que ces recherches ne soient complétées à bref délai.
Mais l'étude de la bactériologie des suppurations prostatiques ne
peut être, à l'heure présente, que le recueil des quelques faits
publiés.

En ce qui concerne les microbes aérobies, on peut cependant
se faire une opinion dès maintenant. Et d'abord il faut constater

que si la blennorrhagie est la cause la plus fréquente des suppurations prostatiques, les *gonocoques* ne sont qu'exceptionnellement les agents de la suppuration. On sait pourtant qu'ils se trouvent fréquemment dans les acini glandulaires des prostatites catarrhales ou folliculaires, et que Finger les a rencontrés dans les pseudo-abcès de ces formes de prostatite. Nous n'avons pu trouver que 2 cas où le gonocoque ait été signalé à l'état de pureté : il s'agissait, dans les 2 cas, d'abcès limités à la glande et compliquant une blennorrhagie aiguë. Dans le cas de Sorel, l'examen fut pratiqué simplement sur lamelles après coloration au bleu de méthylène. Dans le cas de Cottet, des colonies de gonocoques se développèrent, à l'exclusion de toute autre forme microbienne, sur gélose et sur gélose-ascite, tandis que les ensemencements en couche profonde sur gélose sucrée restèrent stériles. Casper, sur 25 cas d'abcès développés pendant la blennorrhagie, n'a pas rencontré de gonocoques une seule fois ; sur 11 cas, Albarran ne les a jamais vus.

On a souvent rencontré les *staphylocoques*, purs ou associés, soit qu'ils vinssent du canal, soit qu'ils eussent déjà causé une infection généralisée, comme dans l'observation de Tuffier que nous résumons : l'infection avait débuté par un anthrax de la nuque, qui fut suivi d'un abcès dela prostate ; à l'examen, on ne trouva que le staphylocoque doré ; plus tard le malade présenta diverses suppurations à staphylocoque doré pur (abcès périnéphrétique, abcès sous-cutanés) et toutes ces suppurations guérirent avec la même rapidité après incision.

On a trouvé aussi des *streptocoques* et le *coli-bacille*. Albarran dit, à l'article « Prostatite parenchymateuse » du *Traité de chirurgie* (Le Dentu et P. Delbet), en avoir une observation inédite. L'observation publiée en 1892 par Barbacci, qui trouva le *coli-bacille* dans le pus d'un abcès prostatique trente-neuf heures après la mort, ne peut être considérée comme concluante, puisque le coli-bacille a été fréquemment trouvé après la mort dans divers viscères.

Une seule fois on a trouvé le *pneumocoque* (Guillon) dans un abcès développé chez un malade rétréci et atteint d'uréthrite chronique. Ce malade n'avait pas présenté d'autres localisations pneumococciques.

Enfin Cottet et Duval ont publié, il y a quelques mois, l'examen bactériologique du pus gangréneux d'un phlegmon prostatique et périprostatique. Sur lamelles, ils reconnurent deux formes microbiennes qui, ensemencées sur des tubes de gélose inclinée, et en couche profonde, dans la gélose sucrée, donnèrent des colonies chacune dans un de ces deux milieux. La forme anaérobie était le *bacillus perfringens*, la forme aérobie le *staphylococcus albus*.

Nous devons faire remarquer que cette unique observation de pus à microbes anaérobies concerne un cas de phlegmon diffus périprostatique ; il n'est donc pas certain que ces microbes puissent se trouver dans les abcès limités à la glande. Par analogie avec d'autres abcès circonscrits et non gangréneux d'origine urinaire, on soupçonnera cependant qu'ils puissent s'y rencontrer. C'est encore par analogie avec les abcès des infections urinaires que l'on pourra s'attendre à rencontrer dans les abcès prostatiques ou périprostatiques les autres formes anaérobies signalées par Albarran et Cottet : micrococcus fetidus, bacillus fragilis, diplococcus reniformis, qui, si elles peuvent déterminer des infections bénignes, « jouent un rôle prépondérant ou exclusif dans presque toutes, sinon dans toutes les infections graves diffuses à tendance gangréneuse ».

Quant aux abcès consécutifs à une infection généralisée, nous n'en connaissons pas d'autre cas examiné que celui de Tuffier, à staphylocoque doré. Pourtant les abcès prostatiques peuvent différer dans ces cas, au point de vue bactériologique comme au point de vue pathogénique, des infections suppurées péri-uréthrales, soit que ces abcès soient produits par les microbes mêmes de l'infection générale, soit qu'ils soient produits par des infections secondaires. Il est regrettable que l'examen du pus n'ait pas été pratiqué dans des cas aussi intéressants que celui de Franke, consécutif à l'influenza, et que celui de Reverdin, consécutif à une pneumonie avec rechute, ni dans les cas plus fréquents d'abcès prostatiques au cours de l'infection purulente.

b) Étiologie et pathogénie. — Segond (et la plupart des auteurs à sa suite) admit que l'on pouvait classer les prostatites en deux groupes : les prostatites par *cause indirecte*, qui comprenaient les prostatites *a frigore* et les prostatites *métastatiques*, et les prostatites par *cause directe*, beaucoup plus fréquentes, qui comprenaient les prostatites *traumatiques*, celles par *propagation* d'inflammation de l'urèthre, du rectum et des tissus périrectaux, enfin celles par *irritation* directe et par excès de congestion. Il étudiait en outre les causes *prédisposantes* « qui sont incapables de provoquer par elles-mêmes l'inflammation suppurative d'une prostate saine et qui, cependant, peuvent devenir des causes déterminantes efficaces, lorsque l'organe se trouve préalablement irrité ou congestionné, lorsqu'il existe, en un mot, un état subinflammatoire de la glande ». Par exemple, l'équitation, incapable d'enflammer une prostate saine, place la prostate en état de réceptivité ; de même la masturbation, qui en outre, d'après Segond, peut devenir une cause déterminante.

Les notions bactériologiques acquises depuis la thèse de Segond ne changent pas cette classification dans ses parties fondamentales. S'il ne peut plus être admis qu'une prostatite suppure sous l'influence d'excès, de quelque nature qu'ils soient, sans infection préalable de la glande ou du voisinage, et s'il faut tenir compte dans ces cas du « microbisme latent » dont la preuve a été faite par les recherches bactériologiques sur la flore de l'urèthre sain, du moins on changera en réalité peu de chose à l'ancienne classification.

Sans vouloir étudier à fond l'étiologie et la pathogénie des abcès prostatiques et périprostatiques, nous rappellerons, en insistant sur les voies de propagation, ce que l'on en sait actuellement ; nous diviserons notre chapitre de la façon suivante : 1° causes *prédisposantes ;* 2° causes *occasionnelles,* c'est-à-dire point de départ et mode de transmission des agents pathogènes. Nous venons précisément de voir quels sont ces derniers.

§ 1. — **Causes prédisposantes.**

L'âge est un facteur important. Nous ne connaissons pas d'exemple d'abcès prostatiques chez les enfants ; le malade le plus jeune de Segond avait 19 ans. Il existe pourtant des uréthrites chez les jeunes enfants ; mais elles ne sont pas fréquentes et le *développement incomplet* de la prostate la met peut-être en état d'immunité relative. Quoi qu'il en soit, nous pensons, comme Segond, que les abcès de la prostate sont une maladie des adultes et des vieillards. Sur 86 observations où il avait pu trouver mention de l'âge, il rencontre 69 malades atteints d'uréthrite récente ou chronique, dont l'âge moyen est de 34 à 35 ans, et 17 malades atteints d'hypertrophie prostatique, dont l'âge moyen est de 67 ou 68 ans. Les abcès de la prostate sont donc fréquents, surtout dans la jeunesse et l'âge adulte, où les infections urethrales sont plus nombreuses. Mais ils sont cependant *fréquents aussi chez les vieillards.* Sur un total de 115 malades, Segond relève 17 prostatiques, soit 14,7 p. 100. Mais ses observations ont été prises à une époque où l'on recherchait moins les abcès latents des vieillards, et cette proportion serait certainement au-dessous de la réalité maintenant.

Il ne faut pas oublier que si nous parlons de fréquence suivant l'âge, les abcès de la prostate sont une affection rare, malgré l'opinion de Civiale, même chez les malades atteints d'uréthrite. Casper n'en a vu que 30 en cinq ans, soit 6 par an, sur plusieurs centaines de malades. Patieenko rapporte que Schultz n'en a trouvé que 7 cas sur 1,943 malades. Ce qui est fréquent, ce sont les autres formes de prostatite : prostatite catarrhale et prostatite folliculaire. Aussi ne peut-on plus admettre, comme le faisait Segond, que la rareté de ces abcès tienne à la rareté de la propagation de la blennorrhagie aux régions profondes de l'urèthre.

En dehors de la notion de l'âge, nous voyons que les causes prédisposantes sont précisément toutes celles qui occasionnent la congestion habituelle ou accidentelle des veines du petit bassin et en particulier des plexus veineux périprostatiques. Ainsi agissent l'intoxication cantharidienne, les excitations sexuelles (excès de coit, de masturbation), les habitudes sédentaires, la constipation prolongée, les efforts de défécation répétés, l'abus des purgatifs et en particulier des purgatifs drastiques, les hémorrhoïdes, l'équitation, qui a été souvent retrouvée dans les antécédents, la bicyclette (?), les excès de marche. Dans l'observation de Laforgue, la contusion chronique de la région périnéale était due au métier du malade, qui travaillait toujours assis à califourchon. Ainsi agissent également, sans parler des infections auxquelles elles exposent, les maladies de la prostate : tuberculose, cancer, et surtout hypertrophie de la prostate.

Nous devons insister sur les abcès qui compliquent l'hypertrophie de la prostate. L'attention a été attirée sur eux, en particulier, récemment par notre maître M. Desnos et par M. Albarran, dont les idées sont exposées dans la thèse de Saint-Cène. Pour M. Desnos (1), la porte d'entrée de l'infection est la muqueuse uréthrale, « et les acini prostatiques successivement infectés et oblitérés se distendent, s'ouvrent et communiquent entre eux ». Pour M. Albarran, la prostatite peut être expliquée en outre « parce que l'infection générale vient, par voie sanguine, se localiser au niveau de la prostate » ; il ne s'agit naturellement là que d'une hypothèse vraisemblable. Quant à nous, nous nous bornerons à rappeler quelle proie facile offre à l'infection une prostate hypertrophiée et congestionnée. Dans les deux cas

____

(1) E. DESNOS. *Assoc. fr. d'urol.*, 1899. Comptes rendus, p. 322.

d'abcès a frigore de Segond, la suppuration s'était développée ainsi chez deux prostatiques.

L'usage du cubèbe et du copahu a pu être incriminé, à tort ou à raison.

L'influence du froid est très importante. Il est d'observation courante de voir le refroidissement accroître les signes de prostatisme des vieillards, et ceci prouve bien que les cas d'abcès a frigore sont occasionnés par la congestion prostatique ; mais il n'y aurait pas suppuration sans la présence préalable des agents pathogènes. Ces notions sont trop répandues maintenant pour que nous croyons utile d'insister sur l'étiologie des abcès a frigore.

Quant aux traumatismes autres que la contusion chronique, leur rôle ne peut être nié, mais il est exceptionnel : la prostate échappe, en effet, par son siège, aux contusions. Cependant on a vu ces traumatismes causer la suppuration prostatique et périprostatique, soit qu'ils aient déterminé un hématome infecté secondairement (Gellé ; peut-être aussi obs. Zeller, v. pl. b.), soit qu'ils aient réveillé un état de microbisme latent. Nous aurons l'occasion d'en parler de nouveau.

§ 2. — Causes occasionnelles.

Nous allons passer en revue les différentes affections au cours desquelles peut se développer un abcès prostatique ou périprostatique, c'est-à-dire : 1º les *plaies* de la prostate et les inoculations traumatiques assimilables aux plaies ; 2º les suppurations d'origine *uréthrale* et vésicale ; 3º les suppurations d'origine *rectale* ou périrectale ; 4º les suppurations d'origine *générale*.

1º Plaies et inoculations traumatiques de la prostate et du tissu périprostatique. — Ce sont les cas mentionnés dans les auteurs soit sous le nom de prostatites traumatiques, soit sous celui de prostatites par infection directe.

Nous devons faire remarquer que les prostatites ou les péri-prostatites traumatiques peuvent ne pas être des prostatites par infection directe : par exemple, dans le cas bien connu de Gellé, qui vit à la suite d'une fracture de la colonne vertébrale un hématome prérectal s'infecter et infecter ensuite la glande elle-même. Une des observations de Zeller, que nous résumons plus loin, peut probablement y être rattachée. Elle concerne, en effet, un homme jeune, non gonorrhéique, qui fit une chute de cheval sur la tubérosité de l'ischion ; cinq mois après, il avait un abcès qui fut ouvert par une incision ischio-rectale ; le pus fut atteint par cette incision à 4 centim. de profondeur ; l'ischion était sain. Le toucher rectal avait permis de sentir une tumeur fluctuante sur le côté droit du rectum, à la hauteur de 3 à 4 centim. de l'anus. Il s'agit donc très vraisemblablement d'un abcès pelvi-rectal supérieur qui gagna aussi la fosse ischio-rectale, et consé-cutif à un traumatisme du bassin. La prostate resta hors de cause, tandis qu'elle s'était infectée dans le cas de Gellé. Zeller n'attribue cependant pas cet abcès au traumatisme, qui datait de cinq mois, et avait précédé de quatre mois les troubles de la défécation ; nous ne croyons pas, en l'absence d'autre cause connue, que l'on puisse affirmer que cette suppuration n'était pas d'origine traumatique.

Nous avons déjà mentionné les cas où une contusion de la prostate fit éclater la suppuration ; il s'agissait de prostates déjà infectées préalablement. Tel est le cas de Barbier : une chute sur le périnée détermina un abcès de la prostate chez un homme rétréci après plusieurs blennorrhagies.

Les plaies de la prostate sont le plus souvent chirurgicales ; elles peuvent cependant être accidentelles. Dans les deux cas, la plaie atteint la prostate soit par l'hypogastre, soit par le périnée, soit par le rectum. Nous y ajouterons le cas rapporté par Velpeau « chez un homme qui dans une chute eut la pros-tate divisée jusque dans l'urèthre par un des fragments de l'arcade des pubis brisés ». S'il s'agit de plaie accidentelle par l'hypogastre, presque jamais un abcès de la prostate n'a le temps de se collecter ; cependant on connaît l'observation de Monod (1), où une ponction hypogastrique de la vessie vint intéresser la prostate. Dupuytren (2) a rapporté le cas d'un blessé, chez qui une balle, entrée par la ligne blanche et arrivée à la fesse droite, avait déterminé une fistule uréthro-vésico-rectale, avec clapier suppuré au carrefour de ces trajets. Il faut y ajouter les suppurations survenues après taille hypogastrique et intervention sur la glande même : prostatotomies ou prostatectomies. Segond n'en a pas recueilli d'observations. Nous en prendrons pour exemple l'observation de M. Desnos, que nous résumons plus loin : cinq jours après une taille hypogastrique pratiquée pour extraire un calcul de la région prostatique, et accompagnée d'un débridement de la glande, il dut inciser par le périnée un phlegmon périprostatique ; le malade était d'ailleurs notoirement infecté auparavant. Les suppurations prostatiques et surtout périprostatiques peuvent aussi se produire à la suite d'interventions ne portant que sur la vessie : tailles et lithotrities. Dans ces cas, comme dans toutes les prostatites traumatiques, il faut bien noter que l'infection pouvait préexister et que les agents pathogènes n'ont pas souvent été apportés du dehors par l'instrument. Segond citait deux cas consécutifs à des lithotrities chez des prostatiques. Nous résumons, d'autre part, l'observation de Zeller, où un phlegmon pelvi-rectal supérieur, à gauche, suivit, à trois semaines d'intervalle, l'extirpation d'un papillome vésical par la voie sus-pubienne.

C'est au point de vue du traumatisme que nous plaçons ici ces observations ; au point de vue pathogénique, en effet, elles auraient dû prendre place avec les infections vésicales propagées par voie lymphatique.

Nous ne connaissons pas d'exemples de suppurations prostatiques à la suite de plaies périnéales et rectales. Elles sont

(1) *Société de chirurgie*, 1855.
(2) Dupuytren (in Chavannaz, obs. 64).

cependant mentionnées dans les auteurs classiques. Velpeau dit que le fait a été souvent observé à la suite de tailles périnéales (1).

Enfin la plaie peut s'être faite de dedans en dehors par l'urèthre : il s'agit dans ces cas soit de fausses routes, soit de corps étrangers, ou de calculs ayant blessé la muqueuse de l'urèthre prostatique, soit que ces divers agents fussent septiques, soit qu'ils aient inoculé les microbes de l'urèthre. En ce qui concerne les fausses routes, on sait depuis longtemps la rareté des suppurations prostatiques qu'elles déterminent. Civiale s'élevait contre l'exagération où on était tombé quant à leur gravité, même quand ces fausses routes s'ouvrent dans la vessie ; si bien que Cruveilhier a pu proposer, à tort, il est vrai, la ponction à travers la prostate pour remplacer la ponction hypogastrique.

2° Suppurations d'origine uréthrale ou vésicale. — Ce sont les plus fréquentes. « On pourrait dire, sans craindre de trop exagérer, qu'il n'y a pas de prostatite sans uréthrite » (Segond). Les abcès de la prostate se développent surtout au cours de la *blennorrhagie*. Sur les 115 cas de Segond, 46 sont dus à la blennorrhagie. Sur 5 cas d'abcès prostatiques blennorrhagiques, d'après Casper, 4 résulteraient d'un cathétérisme. Mais la blennorrhagie, qui s'accompagne si fréquemment de prostatite catarrhale (Finger), ne donne pas fréquemment d'abcès prostatiques, et quand cet abcès se produit, il est généralement le résultat d'une infection secondaire, le plus souvent à staphylocoques. Casper n'a pas trouvé de gonocoques sur 25 cas d'abcès pendant la blennorrhagie. On peut sans doute rencontrer aussi des suppurations prostatiques au cours des uréthrites aiguës non gonococciques. Très souvent la prostatite suppurée éclate pendant une uréthrite chronique postérieure, et surtout à l'occasion des poussées subaiguës. C'est ce qui explique l'influence

(1) VELPEAU. *Dict. en 30 vol.*, art. « Prostate », p. 188.

constatée des cathétérismes, de la sonde à demeure, de la dilatation, des instillations concentrées, qui peuvent réveiller l'inflammation. Nous en donnons une grande quantité d'exemples dans les observations contenues dans cette thèse; nous ne croyons pas devoir insister davantage. Remarquons seulement que la dilatation ne peut pas être incriminée comme « surdilatation », ainsi que le faisait Reliquet; un des meilleurs moyens de guérir l'uréthrite postérieure et la prostatite chroniques, n'est-il pas de rendre au canal son calibre égal et sa souplesse normale sans s'arrêter aux dilatations moyennes? Mais la dilatation doit être faite aseptiquement et prudemment; c'est ce qui nous ferait hésiter à employer les méthodes de Kollmann et d'Oberländer, bien qu'un élève de Kollmann nous ait affirmé n'avoir jamais vu d'accidents consécutifs.

Dubuc rapporte, à propos d'un abcès survenu chez un prostatique rétentionniste traité par la sonde à demeure, que M. Guyon n'a pas souvent observé cet accident. Il est cependant noté dans maintes observations. Tel était le cas dans l'observation de Lonmeau, qui plaça une sonde à demeure après amputation de la verge pour épithélioma. Tel était le cas de Princeteau, à la suite d'un cathétérisme rétrograde pour rétrécissement infranchissable. Le malade mourut, quinze jours après, d'urémie et de pyohémie; il portait des abcès prostatiques et périprostatiques, et un abcès du canal déférent.

Enfin, aux cas bien connus où la suppuration suivit des injections caustiques ou mal faites, nous ajouterons ceux où elle suit les grands lavages uréthro-vésicaux. M. Desnos nous en a confié une observation.

L'uréthrotomie interne ou externe a occasionné autrefois de nombreuses suppurations prostatiques et périprostatiques terminées par la mort. Segond rapporte 5 cas consécutifs à l'uréthrotomie interne et 1 consécutif à l'uréthrotomie externe. Pareille complication est peu à craindre après des opérations aseptiques.

Ces mêmes interventions ont pu d'ailleurs déterminer des

suppurations chez des hommes dont l'urèthre paraissait sain. Il
faut en chercher l'explication dans ce fait que l'urèthre normal
n'est pas aseptique. Lustgarten et Mannaberg (1), sur 8 hommes
sains dont l'un avait eu une blennorrhagie, ont isolé 11 espèces.
Rovsing (2) trouva de même diverses espèces, dont 4 pyogènes.
Petit et Wassermann (3) ont trouvé divers microorganismes,
variables suivant les urèthres, suivant la profondeur à laquelle
ils sont puisés dans le canal, et jamais pathogènes. Melchior (4),
au contraire, y a rencontré également des microbes pathogènes
(coli-bacille, staphylocoques); mais le coli-bacille n'a été trouvé
qu'une seule fois. A plus forte raison doit-on observer des suppurations au cours des uréthrites chroniques. Cohn (5), examinant
le pus des uréthrites postérieures anciennes où il ne reste plus
de gonocoques, a trouvé, sur 12 cas, 11 fois le staphylococcus
albus, 3 fois des streptocoques, 1 fois le coli-bacille, 2 diplocoques colorés par le Gram, et 1 bacille indéterminé.

Nous ne connaissons pas d'abcès prostatique à la suite de
bactériurie. La prostatite chronique, au contraire, peut occasionner la bactériurie (Krogius).

Les cystites de toutes natures peuvent aussi se compliquer de
prostatites et de périprostatites suppurées, ce qui s'explique
facilement par propagation lymphatique et uréthrale. Les cystites
peuvent occasionner le phlegmon rétrovésical, et même rétro-
prostatique. Mais souvent, en lisant les observations, il est difficile de savoir si le point de départ a été vésical ou uréthro-prostatique.

Enfin, l'abcès prostatique ou périprostatique peut suivre une
maladie antérieure de la prostate : prostatite aiguë ou chronique,
hypertrophie de la prostate, cancer, tuberculose. Nous avons

(1) LUSTGARTEN et MANNABERG. Ueber die microorganismen der normalen
männlichen Urethra... *Viertelj. f. Dermatol. u. Syph.*, 1887.

(2) ROVSING. *Die Blasenentzündungen...* Berlin, 1890, p. 60.

(3) PETIT et WASSERMANN. *Annales gén.-urin.*, 1891, p. 378.

(4) MELCHIOR. *Cystite et infection urinaire.* Trad. HALLÉ, 1895.

(5) COHN. Recherches bactériol. dans l'uréthrite postérieure et la prostatite.
Centralblatt f. Kr. d. Harn-und Sexualorg., 1898.

déjà parlé de l'influence de l'hypertrophie de la prostate dans la production des abcès intraprostatiques. La tuberculose n'a pas été souvent observée comme cause de suppuration périprostatique; cependant nous résumons plus loin une observation de Chapu, dans laquelle on voit un abcès latent rétroprostatique compliquer une cystite avec prostatite tuberculeuse, et une autre de Audin, où la suppuration, partie d'une ulcération de l'urèthre prostatique, avait décollé le canal sur une longueur de 7 centim. et envoyé une fusée purulente dans la loge inférieure du périnée en avant du muscle transverse ; au périnée, on avait dû inciser cette tuméfaction chaude, douloureuse et rapidement croissante. Nous ne ferons que mentionner les suppurations provoquées et entretenues par les calculs de la région prostatique qui peuvent arriver à détruire ainsi une grande partie de la glande.

Comment se fait la propagation de l'infection uréthrale ? — Par continuité, nous dit Segond, ou, ce qui revient au même, par voie « glandulaire ascendante » (Albarran). Ainsi sont infectés successivement les canaux excréteurs et les acini de la glande. Puis l'infection est transmise au tissu interstitiel de la prostate, et cette prostatite parenchymateuse peut aboutir à la suppuration : ainsi sont constitués les vrais abcès de la prostate. Au sein même de la capsule de la glande, l'infection a donc parcouru deux étapes : intraglandulaire et interstitielle, avec ou sans suppuration.

Mais elle peut, par une dernière étape, s'étendre au tissu périprostatique. Ici le mode de propagation est moins évident. Trois voies s'offrent à l'infection: les *veines* issues de la prostate et qui constituent le plexus périprostatique, en connexions remarquables avec les autres plexus veineux pelviens ; les *lymphatiques* qui, nés autour des acini, forment autour de la prostate un réseau anastomosé avec celui des vésicules séminales, et d'où partent 4 troncs (Sappey) qui se rendent à des ganglions différents sur les parois pelviennes, et que nous allons avoir à étudier plus loin ; le *tissu cellulaire* sous-péritonéal et rétro-prostatique, qui entoure la loge prostatique en arrière et en haut.

Emploie-t-elle la voie *veineuse ?* On observera soit la phlébite périprostatique non suppurée (Noguès), soit des abcès phlébitiques, qui pourront causer l'infection purulente.

Emploie-t-elle la voie *lymphatique ?* « Ce n'est là qu'une hypothèse, écrit Segond, puisqu'il n'existe pas une seule autopsie démonstrative ; mais elle paraît très plausible, lorsque la phlegmasie succède au cathétérisme ou à toute autre manœuvre susceptible d'offenser directement la muqueuse uréthro-prostatique. » Segond admettait donc la possibilité de la lymphangite périprostatique ; au contraire, il refuse d'admettre l'*adénite périprostatique*, n'ayant pas retrouvé les ganglions rétroprostatiques décrits par Lannelongue. Or, à priori, si la lymphangite doit être considérée commme possible, l'adéno-phlegmon doit l'être au même titre ; mais il faudra le chercher ailleurs qu'à la périphérie de la glande, jusqu'aux ganglions où se rendent les vaisseaux lymphatiques de la prostate. En fait, il ne s'agit plus d'une hypothèse, et nous reproduisons en résumé trois observations de Reliquet, de Bazy et de Desnos qui ne laisseront aucun doute dans l'esprit, sur l'existence d'adénophlegmons d'origine prostatique ; ils ont été observés, il est vrai, loin de la prostate, dans la fosse iliaque et la région inguinale, mais ils peuvent aussi (Bazy) fuser dans le tissu périprostatique placé en une région plus déclive.

Nous rappellerons ici le trajet des lymphatiques de la prostate, qu'il faut avoir présent à l'esprit avant d'entrer dans l'étude anatomique des suppurations périprostatiques. On en est resté à la description de Sappey : « Des parois de chaque glandule, ils se dirigent vers la périphérie de l'organe, plus particulièrement vers sa face inférieure qu'ils recouvrent de leurs anastomoses. Quatre troncs principaux partent de ce plexus périphérique : deux latéraux et volumineux, qui se portent presque transversalement en dehors pour se terminer dans un ganglion situé sur les parties latérale et inférieure de l'excavation du bassin ; deux supérieurs, en général plus grêles, qui rampent sur les parties latérales de la vessie pour se rendre à un ganglion situé entre le trou sous-pubien et la partie correspondante du détroit supérieur. »

Pasteau ajoute que le tronc antérieur (ou supérieur) peut fournir un « rameau qui se dirige vers un ganglion situé sous la veine iliaque externe immédiatement avant sa terminaison » ; en outre les troncs postérieurs (ou latéraux) peuvent aussi se terminer « dans un ganglion situé au-dessous de la veine iliaque externe en avant de la bifurcation de l'iliaque primitive ».

L'infection gagne-t-elle seulement *le tissu cellulaire ?* « Dans certains cas, dit Segond, il est impossible de voir, dans un gonflement périprostatique, autre chose qu'une propagation par simple contiguïté de l'inflammation de la prostate au tissu cellulaire circonvoisin. » M. Bazy se montre moins éclectique ; il généralise à tous les cas ce qu'il a observé une fois, et pense que l'on pourra montrer que la transmission par voie lymphatique est la règle. Sans prendre parti, sinon pour une opinion moins absolue, nous rappellerons que MM. Guyon et Segond, au point de vue clinique, admettent deux formes de phlegmon périprostatique :

« 1° *Le phlegmon périprostatique par propagation.* Tantôt la prostate est simplement hyperhémiée ou légèrement enflammée ; on est en présence d'un véritable *phlegmon d'emblée.* Tantôt, au contraire, la prostate participe activement à la phlegmasie, la suppuration envahit simultanément ou à quelques jours d'intervalle le parenchyme de la glande et le tissu cellulaire qui l'entoure, et c'est là ce qu'il faut appeler, avec M. Guyon, la *prostatite phlegmoneuse diffuse.*

2° Le *phlegmon par diffusion*, c'est-à-dire celui qui se développe lorsque la collection purulente intraprostatique vient à faire irruption dans le tissu cellulaire environnant. »

Le phlegmon par diffusion tout au moins, ne peut être rattaché aux phlegmons propagés par voie lymphatique.

Segond insistait sur la plus grande fréquence des suppurations périprostatiques quand la muqueuse uréthro-prostatique était directement offensée. Ce fait clinique s'explique en effet par le trajet des lymphatiques de cette portion de l'urèthre. Le réseau lymphatique de cette muqueuse, continu avec celui de la muqueuse vésicale, émet deux sortes de troncules efférents ; les uns se mêlent aux lymphatiques de la prostate, et pourraient peut-être donner naissance aussi à des abcès intra-prostatiques, ce qu'il n'est guère possible de vérifier ; Velpeau, vivement combattu par Civiale et la plupart des auteurs, supposait aussi que l'inflammation pouvait débuter par les filaments qui forment la trame de la glande. Les autres, indépendants, remontent le long des cananx éjaculateurs jusqu'au col de la vésicule séminale et s'y confondent avec les lymphatiques de cet organe (Testut).

Des considérations analogues seraient applicables aux phlegmons consécutifs aux infections du col vésical.

3° Suppurations d'origine rectale et périrectale. — Segond les appelle prostatites par contiguïté et n'en rapporte qu'un seul cas. D'après lui, ces prostatites, à la suite d'hémorrhoïdes enflammées, de rectites, de fistules à l'anus, d'inflammation des vésicules séminales, de péricystites suppurées, n'existeraient qu'après la périprostatite. « La participation du tissu cellulaire périprostatique ou mieux rétroprostatique est un intermédiaire nécessaire entre l'inflammation de l'organe voisin et celle de la prostate. » A l'appui de cette opinion, il place les observations de Reliquet et de Faucon, dans son mémoire sur le phlegmon sous-péritonéal d'origine blennorrhagique. Dans tous ces cas, écrit d'autre part M. Desnos, l'inflammation de la glande est vraisemblablement consécutive à la périprostatite.

Nous nous contenterons de faire observer que ce stade intermédiaire de suppuration périprostatique a été le plus souvent net ; c'est ainsi que dans l'observation de Segond, on nota un rétrécissement du rectum déjà compliqué de fistule à l'anus. Mais il pourrait n'en être pas toujours ainsi. Dans l'un et l'autre cas, il peut avoir existé une propagation par le tissu cellulaire, malgré la résistance des aponévroses de la prostate à la suppuration. Campenon, qui n'admet pas la propagation par le système veineux ou lymphatique, donne comme raisons de ses préférences que les lymphatiques de la prostate ne se portent pas vers le rectum, et que s'il s'agissait de périphlébite, on rencontrerait non pas une plaque phlegmoneuse, mais des abcès multiples. Il est vraisemblable que le plus souvent c'est par voie lymphatique que se fait la transmission, et le fait n'a rien d'étonnant. Les connexions lymphatiques des réseaux d'origine de la muqueuse uréthrale, de la prostate, de la vessie et des vésicules séminales sont bien connues. « Le réseau, qui commence au méat urinaire, se prolonge jusque dans les conduits séminifères du testicule » (Sappey). Quant aux lymphatiques du rectum, on sait que ceux de la région sus-jacente au releveur de l'anus forment plusieurs troncs qui suivent le trajet des veines hémorrhoïdales supérieures et moyennes : ces derniers cheminent le long des parois rectales pour se rendre aux ganglions appliqués près de l'échancrure sciatique, contre l'hypogastrique ou ses branches (Quénu). On n'a pas décrit d'anastomoses entre ces troncs et ceux qui émanent de la prostate ; mais au niveau des ganglions on sait que les lymphatiques afférents « communiquent largement dans la substance de chaque ganglion lymphatique » (Sappey), et l'on peut supposer que l'infection peut arriver ainsi jusqu'à la prostate. En outre, dès qu'il y a périlymphangite des troncs émanés du rectum, le tissu cellulaire peut devenir la voie de propagation. Nous croyons enfin qu'il ne faudrait pas négliger, au point de vue pathogénique, l'influence des *anastomoses veineuses* du bassin : les veines hémorrhoïdales inférieures, moyennes et supérieures, communiquent toutes entre elles, et ces dernières communiquent largement avec les plexus veineux latéraux de la prostate.

4° **Suppurations d'origine générale**. — *Prostatites métasta-tiques de Segond.* — Les suppurations prostatiques d'origine circulatoire sont rares ; un peu moins rarement, on a vu la prostatite non suppurée. Nous étudierons l'étiologie de ces deux formes en même temps. Segond en rapporte 4 cas. Celui de Gosselin concerne un jeune homme qui n'avait jamais eu de blennorrhagie et qui, au cours des *oreillons*, fut pris en même temps d'orchi-épididymite et de prostatite ourliennes ; la gué-rison se fit sans suppuration. Le deuxième, rapporté déjà par Pastureau, était celui d'un homme qui se présenta dans le service du professeur Guyon pour « valvule transversale de la prostate consécutive à un abcès de la prostate, suite de *variole* ». Le troisième, de Désormeaux, est un cas de *pyohémie ;* à l'autopsie on trouva la prostate remplie de petits abcès métasta-tiques. Enfin le quatrième, de Socin, est également dû à la pyohémie. La prostatite *goutteuse* de Gaillard ne peut être qu'une cause prédisposante de suppuration.

Nous ajouterons quelques cas publiés depuis la thèse de Segond. Hanau (cité par Casper) a rapporté un cas consécutif à la *pyohémie ;* Güterbock, un cas consécutif à une *parotidite* canaliculaire ; Frisch, un cas après *angine* à streptocoques ; Beck, Reverdin, après une *pneumonie ;* Franke, après la *grippe ;* Tuffier, au cours d'une infection généralisée par le *staphylo-coque* doré.

OBSERVATIONS

Obs. I. — Cottet. *Ass. fr. d'urol.*, 1898 (résumée). — Blennorrhagie depuis deux mois. Mictions fréquentes et douloureuses avec ténesme rectal ; au toucher rectal, prostate grosse et douloureuse. Quelques jours après, fluctuation. Incision prérectale. Guérison.

Examen bactériologique du pus. — Sur lamelle colorée au violet de gentiane, quelques diplocoques en grains de café, les uns intra-cellulaires, les autres extra-cellulaires, peu nombreux, décolorés par le Gram. Par ensemencement sur gélose, gélose-ascite, colonies de *gonocoques* à l'exclusion de toute autre forme. Ensemencements stériles sur gélose sucrée en couche profonde, sur gélatine et sur pomme de terre.

Obs. II. — Sorel. *Arch. méd. Toulouse*, 1898 (résumée). — Un abcès prostatique ayant été reconnu chez un homme atteint de blennorrhagie, Sorel pratique une ponction exploratrice par le rectum dans la cavité de l'abcès. Le pus est examiné simplement après coloration au bleu de méthylène : on constate l'existence de diplocoques caractéristiques dans les leucocytes polynucléaires, et pas d'autres espèces microbiennes. Ces diplocoques sont décolorés par le Gram. Sorel conclut qu'il a affaire à des gonocoques. Il n'a pas été fait de cultures.

Obs. III. — Guillon. *Ass. fr. d'urol.*, 1899 (résumée). — Malade de 42 ans, présentant un rétrécissement bulbaire avec uréthro-cystite chronique, soumis à la dilatation avec les bougies, puis les Béniqué jusqu'à 56.

Le 24 juin, quatre jours après le dernier cathétérisme, malaise et inappétence.

Le 27. Légères douleurs en urinant. Au toucher, prostate petite, lobe gauche un peu dur. Lavements chauds. Puis augmentation de tous les symptômes sans modifications au toucher.

13 juillet. Prostate petite, ramollie ; avec des lésions de périprostatite. Le docteur Desnos, appelé en consultation, est d'avis qu'un petit abcès s'est évacué spontanément. On surveille l'évolution.

Le 20. Abcès à la fesse gauche. Le soir, évacuation par le rectum de pus fétide. Au toucher rectal, vaste poche périprostatique à gauche.

Le 22. Incision prérectale, contre-ouverture fessière. Guérison complète en deux mois.

Le pus, examiné par M. J. Masselin et cultivé, ne montre qu'une seule espèce, présentant tous les caractères du pneumocoque.

Obs. IV. — Cottet et Duval. *Ann. des maladies des organes génito-urinaires*, 1900, p. 280 (résumée). — B..., 34 ans. Rétréci. Blennorrhagie depuis deux mois, arrêtée, paraît-il, en quinze jours par injections d'un liquide vineux. Depuis deux semaines, pesanteur anale, mictions pénibles, douloureuses et fréquentes, défécation douloureuse; rétention d'urine le 6 février.

« Le périnée est le siège d'une tuméfaction fluctuante inter-ano-bulbaire avec prolongement sous-bulbaire. » Au toucher rectal, tuméfaction fluctuante ; fluctuation du périnée au rectum ; la prostate est confondue dans la tuméfaction générale. Bas-fond vésical sain.

Incision périnéale antéro-postérieure le 7 février, sur la collection périnéale. Pus fétide, lambeaux sphacélés, pas de gaz. Prostate excavée par places par la suppuration. Élimination des tissus sphacélés, réparation rapide.

Examen du pus. — Le pus, gris jaunâtre, mêlé de sang et d'odeur fétide, a été recueilli aseptiquement. Sur lamelle colorée au violet de gentiane, « deux formes microbiennes peu abondantes mais respectivement à peu près en quantité égale : des cocci, tantôt isolés, tantôt en diplocoques, tantôt en amas, jamais en chaînettes ; de gros bâtonnets, rectilignes, à bouts carrés, du volume de la bactéridie charbonneuse et dont quelques-uns montrent une capsule faiblement colorée. Sur une préparation colorée par la méthode de Gram, les deux formes, cocci et gros bâtonnets, restent fortement colorées ». Pas de gonocoques.

Ensemencement sur des tubes de gélose inclinée pour les aérobies, et dans des tubes de gélose sucrée en couche profonde pour les anaérobies. « Les cultures nous ont permis d'isoler deux espèces microbiennes, répondant aux deux formes que le microscope nous avait fait voir ; une espèce aérobie, le staphylococcus albus, et une espèce anaérobie, le bacillus perfringens. »

Obs. V. — Tuffier. *Un cas d'infection généralisée par le staphylocoque doré ; furonculose, abcès de la prostate*, etc... *Rev. de chirurgie*, 1895, p. 253 (résumée). — V..., Victor, 31 ans, 18 mars 1892. — Entre à Beaujon pour accidents généraux aigus et accidents vésicaux infectieux, sans antécédents uréthraux.

Six semaines auparavant, anthrax de la nuque qui guérit spontanément en trois semaines. Puis mictions deviennent douloureuses et difficiles, en même temps que la fièvre apparaît; plus tard, en outre, mictions fréquentes et vessie se vide mal ; urines claires. Alors toucher rectal montre abcès de la prostate qui est incisé par le périnée et guérit rapidement. A l'examen bactériologique, le pus contient du staphylocoque doré à l'exclusion de toute autre forme microbienne.

Dans la suite, le malade présente diverses suppurations à staphylocoque doré pur (abcès périnéphrétique, abcès sous-cutanés) qui guérirent très rapidement par l'incision, et une broncho-pneumonie grave dont il guérit également.

Obs. VI. — Reverdin. *Abcès prostatique consécutif à une pneumonie. Revue médicale de la Suisse romande*, 1891, p. 188 (résumée). — Malade sans autre passé uréthral qu'une légère uréthrite en 1896, qui n'a pas duré plus de huit jours et n'a pas laissé de traces. Le 2 décembre 1900, pneumonie du lobe moyen, guérie le 18 ; le 21, pneumonie du lobe inférieur, pendant la convalescence de laquelle, vers le 3 janvier, il est pris de douleurs dans le fondement et, le 7, de rétention d'urine ; vers le 13 ou 14, ramollissement de la prostate. Incision périnéale, le 24. Très peu de pus, les jours suivants. Guérison en vingt jours. Une nuit, vers la fin de la deuxième pneumonie, il avait eu deux pertes séminales, non hémorrhagiques, et à l'une d'elles il s'était serré brusquement la verge en se réveillant, « ce qui lui avait occasionné une douleur assez vive, mais passagère ».

Obs. VII. — Franke. *Centralb. f. d. Krankh. d. Harn. und Sexualorg.*, 1896. — Homme, de 54 ans, qui, au cours d'une *attaque d'influenza* (et six mois après une chute sur le périnée), fut pris d'une tuméfaction du testicule droit ; puis, à quelque temps de là, d'une tuméfaction de la prostate. Un an environ après le début de l'orchite, il se présente avec un abcès de la prostate qui est incisé, et des abcès du testicule droit qui obligent à la castration à droite ; dix jours plus tard, abcès du testicule gauche qui est enlevé également. Guérison. L'examen des pièces montra que les deux testicules étaient transformés en une multitude d'abcès. Pas de tubercules, ni de lésions syphilitiques.

Obs. VIII. — *Phlegmon périprostatique après extraction d'un calcul prostatique.* Desnos. *In* Traitement des calculs de la région prostatique. *Assoc. fr. d'urologie*, 1898. Comptes rendus, p. 270 (résumée). — M. Mar..., rétréci depuis longtemps déjà, uréthrotomisé deux fois, mais insuffisamment dilaté ensuite. En 1882, il eut un abcès périnéal avec fusées vers les régions inguinales ; les abcès furent incisés, puis la perméabilité du canal rétablie par uréthrotomie externe.

Depuis six mois, douleurs et difficultés considérables de la miction ; hématurie, pyurie. A l'exploration, sensation de calcul prostatique. Par le rectum, prostate tuméfiée, occupée par un corps résistant et très douloureuse.

Le 10 septembre, *taille hypogastrique ;* calcul prostatique saillant dans la vessie, extrait après débridement de la partie médiane et inférieure du col. Sonde de Pezzer à demeure, et tubes-siphons hypogastriques.

Le 13 septembre, douleur périnéale gravative et exacerbations et irradiations le long de la verge. T. 38°,5.

Le 15. T. 39°,9. Tuméfaction périnéale notable. Incision sur cette tuméfaction jusqu'à *un foyer purulent en communication avec la prostate*. Drainage périnéal. Guérison en quelques semaines.

Obs. IX. — Audin. *Phlegmon périnéal compliquant prostatite tuberculeuse.* *Bull. Soc. anat.*, février 1888, p. 209 (résumée). — D..., 57 ans, entré au Midi le 31 janvier. Le 8, il avait ressenti des douleurs dans le canal, surtout après la miction ; puis fréquence et besoins impérieux ; puis, pendant douze jours, écoulement uréthral abondant. A son entrée, cessation de l'écoulement, apparition d'une grosseur au périnée, entre les bourses et l'anus, dure, non fluctuante, chaude, rouge, douloureuse, qui grossit rapidement. Le 12 février, incision, évacuation de pus fétide. Incontinence d'urine à la suite. Le 17, signes de méningite. Mort le 22.

Autopsie. — *Urèthre :* Ulcération de 5 centim. du bulbe au col de la vessie, respectant le verumontanum. — *Prostate :* tuberculeuse, avec granulations et abcès tuberculeux. — *Cavité suppurée périnéale :* à partir de l'ulcération, suppuration qui a disséqué l'urèthre périnéal sur une longueur de 7 centim., et envoyé des fusées purulentes dans la loge inférieure du périnée, qui ne dépassent pas en arrière le muscle transverse. — En outre, granulie pulmonaire et méningée.

Remarque. — Il ne s'agit donc pas d'une vraie périprostatite, mais plutôt d'un phlegmon périnéal ; mais cette observation devait être citée comme exemple de phlegmon de voisinage à la suite de tuberculose de la prostate.

Obs. X. — Zeller. *Abcès pelvi-rectal à droite après traumatisme de l'ischion* (résumée). — B..., 33 ans. Chute de cheval sur la tubérosité ischiatique qui reste douloureuse pendant deux à trois jours. Après quatre mois de bonne santé, douleurs à la défécation, qui augmentent pendant trois semaines. Il s'alite.

A l'examen, région de l'ischion droit très douloureuse et infiltrée. Par l'anus on arrive, à la hauteur de 3 à 4 centim. sur une tuméfaction comme une pièce de 5 marks sur le côté droit du rectum, fluctuante et près de s'ouvrir.

Le 11 octobre, incision périnéale à 2 ou 3 centim., à droite de l'anus, qui rencontre, à 4 centim. de profondeur, un abcès d'où s'écoulent 200 gr. de pus ; pas de séquestre ; ischion lisse et doux partout. Drainage. Treize jours après, la plaie est insignifiante.

Obs. XI. — Zeller. *Abcès pelvi-rectal à gauche, après opération de tumeur vésicale* (résumée). — Malade de 21 ans, récemment opéré par taille suspubienne pour un papillome vésical. Trois semaines après l'opération, la plaie étant en bon état de cicatrisation, il ressent à l'anus de la pesanteur et de la douleur de la défécation. Le toucher rectal montre très haut, à gauche du rectum, une infiltration diffuse, assez dure, sans fluctuation nette ; celle-ci n'est perçue que deux jours après. Aussitôt, incision périnéale ; le foyer remonte à 10 centim. de profondeur et occupe une grande partie de la cavité pelvienne. Guérison en un mois.

CHAPITRE II

Formes anatomo-pathologiques.

§ 1. — Abcès intra-prostatiques.

Faire l'historique de l'anatomie pathologique des abcès prostatiques consisterait, pour la plus grande partie, à rappeler les
observations nombreuses d'autopsies éparses dans la littérature
médicale, et réunies presque toutes, jusqu'à 1880, par Segond.
On trouve dans ce dernier auteur et dans l'article de M. Desnos
du *Dictionnaire encyclopédique* une étude historique assez complète pour que nous ne croyions pas utile de la répéter. Rappe_
lons seulement que Velpeau, dans l'article du dictionnaire en
30 volumes, ne s'occupe de l'anatomie pathologique qu'à propos
des symptômes, et n'étudie en somme d'une façon un peu complète
que les cavernes prostatiques. Civiale ne fait pas non plus de
description anatomique méthodique. Chassaignac divise les abcès
prostatiques en *sous-muqueux*, qui sont multiples et « pour
ainsi dire étrangers à la glande même » ; en *profonds*, qui sont
volumineux, occupant une partie du lobe, un lobe ou même toute
la glande ; enfin il étudie les abcès autour de la glande. Il pense
que la rapidité de la marche de l'abcès est en rapport avec le
siège ; ainsi les abcès sous-muqueux et ceux qui envahissent
toute la glande auraient une marche rapide ; au contraire, en
général les abcès de la prostate auraient une marche lente qu'il
attribue au peu de vitalité de la glande. Enfin il consacre un
chapitre aux cavernes de la prostate, sans bien les distinguer de la
tuberculose, et croit que la durée de ces suppurations tient à la
non rétractilité de la loge fibreuse.

M. Segond, au début de son chapitre « Anatomie et physiologie pathologiques », expose, d'après Lallemand et Velpeau, que les lésions d'une prostatite suppurée peuvent se présenter sous trois aspects : l'adénite prostatique, avec glandes dilatées laissant sourdre à la pression des gouttelettes purulentes ; les abcès miliaires, disséminés dans l'intervalle des grains glanduleux qui eux-mêmes sont gorgés de liquide puriforme, comme « injectés avec de la cire » (Vidal de Cassis) ; les cavernes prostatiques, par destruction d'une partie ou de la totalité de la glande. Il décrit ensuite les lésions initiales de la prostatite, en s'appuyant sur les observations de Thompson et de Le Dentu, qui ont trait à ce que l'on décrit maintenant sous le nom de prostatite folliculaire ; sur l'observation de Velpeau et sur un examen de M. Brissaud qui vit dans les acini périphériques la prolifération et la désintégration des cellules, et l'apparition des globules de pus, en même temps que la « multiplication nucléaire interglandulaire » aboutissant par endroits à la formation de petits abcès miliaires dont quelques-uns communiquaient avec les acini sur les coupes (Cf. Segond, p. 49-50). Il termine cette étude par la division suivante : « Il faut distinguer deux formes de prostatite : 1° la prostatite glanduleuse ou catarrhale, caractérisée par la réplétion inflammatoire des éléments glandulaires ; 2° la prostatite phlegmoneuse interstitielle, presque toujours consécutive à la précédente, plus rarement primitive, et constituant l'origine des vrais abcès chauds de la prostate. » Enfin il termine par « les abcès chroniques », qui peuvent être dus à l'existence de calculs prostatiques, ou chroniques d'emblée, ou consécutifs à un abcès aigu, ou enfin être des kystes de la prostate suppurés.

M. Desnos (1) sépare la prostatite des abcès prostatiques. Il insiste, à l'exemple de Velpeau, sur l'indépendance des diverses portions de la glande et sur l'envahissement à la fois des tubes glandulaires et du parenchyme, quel qu'ait été au début le premier tissu infecté.

(1) *Dict. Dechambre,* art. « Prostate », p. 452 et suiv.

Von Frisch divise les prostatites en catarrhales, folliculaires et parenchymateuses qui peuvent suppurer.

M. Albarran accepte la division des prostatites en glandulaires et parenchymateuses. Les premières comprennent la prostatite catarrhale et la prostatite folliculaire ; les secondes, la prostatite non suppurée, les abcès de la prostate et les phlegmons périprostatiques.

Si l'on prend le terme de suppurations prostatiques dans son sens le plus étendu, il faut y comprendre non seulement les abcès parenchymateux, mais aussi les suppurations intra-glandulaires. On doit donc diviser ainsi ces suppurations : 1° prostatites folliculaires suppurées ; 2° abcès miliaires parenchymateux ; 3° grands abcès. Le dernier terme de cette progression est constitué par la fonte purulente de toute la glande et la « caverne urineuse de la prostate » de Velpeau.

Nous ne nous arrêterons pas longtemps sur les suppurations de la prostatite folliculaire, qui ont été bien étudiées surtout par Finger. Le trait le plus intéressant de leur évolution est la possibilité de la production de *pseudo-abcès*, comme les a appelés Jadassohn. Thompson et d'autres auteurs avaient d'ailleurs mentionné déjà la rétention dans les acini enflammés ; mais Finger en a fait l'étude microscopique d'une façon complète. Il s'agit de prostatite folliculaire avec oblitération du canal excréteur, d'où le nom de pseudo-abcès, le pus étant contenu dans une cavité préformée, et non enkysté dans le tissu cellulaire interstitiel. Au point de vue clinique, ces pseudo-abcès répondent aux formes où l'on trouve, par le toucher rectal, la glande augmentée ou non de volume, mais criblée de petits grains durs et un peu sensibles à la pression, de la grosseur d'un grain de chènevis. D'après les examens de Finger, la rétention augmente les phénomènes d'inflammation ; la cavité est remplie de cellules cylindriques ou cubiques dégénérées et de leucocytes, mêlés à des corpuscules analogues à ceux que l'on trouve dans la glande normale. En outre, entre les fascicules du tissu cellulaire périglandulaire on observe une infiltration de leucocytes polynucléaires et mononucléaires. C'est le début de la prostatite parenchymateuse.

Les abcès miliaires se développent quand la prostatite parenchymateuse commence à évoluer vers la suppuration, que cette prostatite soit parenchymateuse primitivement, ou secondairement aux glandes. Il n'y a en effet qu'une différence de degré entre les abcès miliaires et les grands abcès, ces derniers se formant par coalescence des petits abcès interstitiels et ouverture des acini enflammés. Velpeau insistait sur l'indépendance des régions différentes de la glande ; les cloisons intraglandulaires suffisent dans nombre de cas à limiter l'extension de la suppuration aux lobules voisins. Ces petits . abcès se forment soit au niveau de petits foyers hémorrhagiques (Desnos), soit dans les foyers où la diapédèse a été le plus intense. L'autopsie, faite par Velpeau, dans le service de Cloquet, et souvent reproduite dans les études sur la prostatite, est caractéristique : « la prostate était aussi grosse qu'un œuf de poule et renfermait une grande quantité de pus qui se trouvait infiltré dans son parenchyme et non rassemblé en foyer ; c'est-à-dire que ce pus se présentait sous la forme de petits grains disséminés, au nombre de plusieurs centaines, autour ou dans l'interstice des granulations de la glande ». C'est à un cas analogue que je rapporte l'examen histologique de M. Brissaud, publié par M. Segond.

La coalescence des abcès miliaires forme des abcès de volume plus considérable, variable d'ailleurs de la grosseur d'un pois jusqu'à celle de la loge prostatique entière. Les plus petits sont d'ordinaire multiples, comme l'étaient les abcès miliaires ; tel est le cas bien connu de Lallemand, où l'autopsie montra « trente petits abcès et autant de tubercules miliaires à l'état cru », et où la suppuration n'avait pas été diagnostiquée avant l'hémorrhagie cérébrale qui emporta le malade. D'une façon générale, le nombre des abcès est inversement proportionnel à leur volume, ce qui se passe de démonstration. Les plus grands contiennent

160 à 180 grammes de pus (Thompson) et même 200 grammes, comme dans un des cas rapportés par Zeller. Ils occupent soit un des lobes latéraux, soit les deux lobes, soit la glande entière. Le cas de Heath, où l'abcès occupait les glandes prostatiques situées en avant du canal, est resté unique. La multiplicité des abcès est un fait important au point de vue du traitement : on risquerait, en laissant un abcès non évacué, de voir se produire des complications périprostatiques ; ainsi Routier (in Lafont, obs. V) du tinciser chez le même malade, par la voie rectale, un abcès de chaque lobe ; les deux poches étaient parfaitement indépendantes. Enfin, quant au siège, on doit conserver la division de Chassaignac en sous-muqueux et profonds, bien qu'elle n'ait pas pour conséquence absolue l'ouverture des abcès dans l'urèthre ou vers la périphérie de la glande. Mais les abcès sous-muqueux forment bien une catégorie à part ; développés autour des canaux excréteurs des glandes prostatiques, ou autour des acini des glandes péri-uréthrales, ils restent petits, s'ouvrent dans l'urèthre indépendamment les uns des autres, mais peuvent être l'origine, eux aussi, de complications périprostatiques. Ils peuvent se développer même dans le groupe des glandes sous-muqueuses du col vésical où se produit l'hypertrophie du lobe moyen. M. Albarran en a vu un exemple.

Nous verrons que, au point de vue clinique, ces abcès ont des signes spéciaux et une marche différente de celle des autres abcès ; souvent ils passent presque inaperçus (Desnos) (1).

Les plus vastes collections peuvent former de véritables cavernes prostatiques ; à vrai dire, ce nom doit être réservé aux cas dans lesquels, après fonte purulente de toute la glande, il reste une suppuration chronique dans sa loge béante ; mais c'est précisément ce qui se produit quand ces abcès n'ont pas été incisés et évacués convenablement et que la mort cependant n'est pas survenue. Velpeau en a donné une importante description,

____

(1) DESNOS. *Assoc. fr. d'urologie,* 1899.

mais il n'en sépare pas assez les cavernes tuberculeuses. On a vu l'urèthre traverser intact le foyer qui l'entourait de toutes parts.

La formation des abcès par ouverture des foyers plus petits les uns dans les autres explique l'*irrégularité de leurs parois.* « On trouve toujours des loges limitées par des brides ; parfois, entre les cloisons existe un pertuis étroit qui fait communiquer deux foyers mitoyens » (Desnos). Ce sont ces cloisons que l'opérateur doit effondrer largement s'il veut assurer une libre évacuation du pus, et nous verrons que le soin avec lequel doit être fait ce temps de l'opération plaide en faveur de l'incision périnéale.

Enfin nous devons noter que la suppuration gangréneuse a été décrite dans certains cas de prostatites suppurées à grands foyers ou autour de calculs (Béraud) ; le pus contient alors des lambeaux sphacélés. Mais le plus souvent il y a alors des complications périprostatiques de même nature. L'étranglement de la glande dans sa loge ne saurait plus être invoqué dans leur production.

Ces abcès peuvent s'ouvrir dans l'urèthre spontanément. Sur 102 cas où la direction du pus se trouve notée, Segond note 35 abcès ouverts dans l'urèthre seulement, 21 ouverts à la fois dans le rectum et dans l'urèthre, 8 ouverts dans l'urèthre et ayant diffusé : au total 64 ouvertures uréthrales. La statistique relevée par Campenon est sensiblement identique ; elle s'appuie du reste surtout sur les faits de Segond : sur 93 cas d'abcès non incisés, il compte 35 ouvertures uréthrales, 20 rectales et uréthrales, 12 compliquées de fusées purulentes : au total 67. Lafont ajoute à ces observations 11 autres cas d'ouverture spontanée, dont 6 dans la vessie ou l'urèthre ; il les ajoute à la liste de Campenon et arrive ainsi à 73 ouvertures uréthrales sur 104 ouvertures spontanées.

La forme de l'ouverture uréthrale est variable : ou bien ce sont les orifices glandulaires dilatés qui servent de communication, et l'urèthre apparaît criblé de trous comme une écumoire ; ou bien il y a une ulcération plus large donnant accès dans le foyer et qui permet plus facilement que les orifices précédents l'entrée de l'urine ; ou bien il y a une vaste ulcération détruisant une grande partie du canal ; celui-ci peut même être détruit complètement : l'urine passe directement de la vessie dans la cavité prostatique et de là dans l'urèthre membraneux (v. obs. Collinet). Tels sont les résultats des nombreuses autopsies que l'on a publiées ; notons en outre que M. Desnos, à l'uréthroscope, a constaté dans deux cas, à côté du verumontanum, de petites dépressions au fond desquelles on pouvait insinuer de fines bougies et voir sourdre le pus.

Après l'ouverture uréthrale et l'ouverture vésicale qu'on doit y rattacher, la plus fréquente est l'ouverture rectale : 30 fois sur 102 cas (Segond), dont 18 ouvertures dans le rectum seulement.

Enfin il y avait eu diffusion périprostatique et ouverture périnéale spontanée ou chirurgicale dans 15 cas, dont 8 étaient accompagnés d'autres fusées purulentes.

D'après Dittel et Casper, la *résorption* des prostatites suppurées serait possible, exceptionnellement. Dittel écrit qu'il possède une pièce de cette nature. Le pus pourrait donc s'épaissir jusqu'à former une masse analogue à du mortier et d'aspect crétacé.

Quant aux *abcès chroniques* enkystés dans la glande, ils ne diffèrent pas anatomiquement des abcès chauds, sinon par la résistance de la paroi qui les entoure.

Enfin la suppuration peut s'être développée dans un *kyste* préformé, comme dans les cas de M. Le Dentu et de M. Desnos.

§ 2. — **Suppurations périprostatiques**.

Dans ce chapitre, nous aurons en vue principalement les phlegmons périprostatiques. Mais nous devrons aussi parler des abcès phlébitiques ou périphlébitiques, des suppurations à distance de la prostate et des suppurations de voisinage des voies génito-urinaires (vésicules séminales, déférents, urèthre).

Nous laissons à dessein de côté la périprostatite non suppurée, si fréquente au cours des inflammations de la prostate.

I. — **Phlegmons périprostatiques.** — Ils ont été signalés par Civiale en 1842, pour la première fois, d'après Segond. Dans le *Traité pratique sur les maladies des organes génito-urinaires*, il insiste sur leur marche : « Les collections, d'abord circonscrites, dit-il, se montrent sous la forme d'une tumeur rénitente et sans douleurs vives ; mais si on ne se hâte pas de les ouvrir, l'inflammation est susceptible de prendre tout à coup une grande extension, une marche très rapide, d'où résultent de graves désordres... la gangrène... ». L'article de Velpeau est de la même année 1842 : « Si, au lieu de prendre une des voies précédentes, le dépôt s'ouvre entre les aponévroses, le pus s'infiltre presque nécessairement dans les tissus avant d'ouvrir la peau et de s'échapper au dehors ; on a, dans ce cas, une nouvelle inflammation aiguë autour de la prostate, une exacerbation dans les symptômes au lieu d'un soulagement immédiat. Il survient quelque chose d'analogue à ce qui arrive aux ganglions enflammés quand de leur parenchyme l'inflammation aiguë passe brusquement dans les masses cellulaires dont ils sont entourés ; c'est-à-dire que changeant de siège, la suppuration peut gagner dans des directions diverses, fuser en avant du côté des bourses, en arrière et en dehors dans les fosses ischio-rectales, tout aussi bien que vers la partie centrale du périnée. » Puis on trouve les descriptions de Phillips (1860), de Demarquay (1862); le mémoire de Faucon (1877), concernant les phlegmons sous-péritonéaux d'origine blennorrhagique ; une note de Reliquet à la Société de médecine de Paris (1878), dont nous résumons d'autre part les observations. En 1880, ils sont seulement mentionnés par Le Dentu qui reprend la comparaison de Velpeau avec la péri-adénite. Enfin la thèse de Segond fixe l'état des recherches à ce sujet ; nous avons déjà eu l'occasion de résumer son étude à propos de la pathogénie. Depuis, nous n'avons à mentionner que les articles de Desnos, de Campenon, de Forgue (*Traité de chirurgie*, Duplay et Reclus), d'Albarran (*Traité de chirurgie*, Le Dentu et Delbet), et quelques observations nouvelles que nous résumerons.

L'étude des phlegmons périprostatiques est donc déjà faite au point de vue anatomique et clinique. Nous ne la reproduirons pas une fois de plus ; cependant, quelques points nous ont paru intéressants à relever.

Définition. — D'abord, que faut-il entendre par phlegmons périprostatiques ? Faut-il les définir : phlegmons pelvirectaux supérieurs d'origine uréthro-prostatique ? ou phlegmons, d'origine variable, du tissu cellulaire juxta-prostatique ? Et dans ce cas, où s'arrête le tissu cellulaire périprostatique ?

Il y a là une double cause de confusion, car si l'on admet la première définition, on devra exclure par exemple les phlegmons d'origine rectale, propagés ensuite à la prostate. Si l'on admet la seconde, il faut donc décrire, sous le nom de périprostatite, tous les phlegmons pelvirectaux supérieurs qui en avant dépassent le niveau de la face antérieure du rectum. Or on a jusqu'à présent reculé devant cette classification. Nous lisons dans Segond : « Les abcès périprostatiques peuvent s'observer au milieu de circonstances pathogéniques très variées et succéder, par exemple, à l'inflammation d'un organe voisin, tel que le rectum, la vessie ou les vésicules séminales. Mais l'histoire complète des suppurations qui se font près de la prostate serait ici déplacée et nous avons surtout en vue les collections purulentes qui se développent *derrière* la prostate et reconnaissent une origine uréthro-prostatique. »

Campenon insiste sur « cet abus de langage ». Il expose que le tissu cellulaire en rapport immédiat avec la prostate n'est représenté que par un peu de tissu enveloppant le plexus de Santorini, à la partie antérieure de la glande qui d'ailleurs est réduite presque uniquement aux fibres musculaires à ce niveau, d'où la rareté des suppurations. Sur les parties latérales, il « n'est représenté que par quelques lamelles, mêlées aux mailles des plexus latéraux et accolées à l'aponévrose pubio-prostatique. La périprostatite latérale peut exister cependant (Lebail), mais est absolument exceptionnelle ». Ces caractères contrastent avec ceux de la face postérieure qui n'est séparée du tissu cellulaire lâche prérectal que par la mince aponévrose prostato-péritonéale ; aussi la clinique montre-t-elle que la périprostatite a son siège presque exclusif dans la couche celluleuse prostato-rectale, et le mot de périprostatite qui, théoriquement, doit s'appliquer à toute inflammation du tissu cellulaire voisin de la prostate, ne s'applique en clinique qu'à celle du tissu cellulaire qui sépare l'aponévrose prostato-péritonéale du rectum. Aussi fera-t-il suivre des mots : antérieure ou latérale, le terme de périprostatite, quand il ne s'agira plus de rétro-prostatite. Quant aux limites de démarcation avec les phlegmons rétro-vésicaux « qui occupent la même couche celluleuse, donnent lieu par leur diffusion aux mêmes accidents, comportent les mêmes indications thérapeutiques, *seuls l'étiologie et le point de départ initial les différencient* ».

On voit que pour avoir assimilé la périprostatite à la rétro-prostatite, Campenon est forcé d'admettre aussitôt des exceptions et de décrire en même temps des périprostatites antérieure et latérale et des péricystites « en rapport avec la face postérieure de la prostate, quelle que soit d'ailleurs l'étendue de ce rapport ».

Disons bien vite qu'en pratique presque tous les phlegmons qui ne sont pas nettement rétro-rectaux ou latéro-rectaux, sont des phlegmons d'origine prostatique. Cependant, une bonne définition devrait : 1° exclure les phlegmons péri-rectaux ; 2° comprendre les phlegmons antéro-prostatiques, latéro-prostatiques, sus-prostatiques (ou rétro-vésicaux contigus à la prostate) et rétro-prostatiques, car tous ces abcès peuvent être d'origine prostatique ou entraîner la prostatite. — 1° Exclure les phlegmons péri-rectaux est chose possible même en clinique ; les phlegmons rétro-rectaux sont dans une loge distincte (Quénu et Hartmann) ; les phlegmons latéro-rectaux ne deviennent latéro-prostatiques que s'ils s'avancent en avant du rectum. Mais la limite est mal tranchée et peut être franchie facilement par le pus (nous y reviendrons un peu plus loin). 2° On ne doit pas restreindre le sens du mot périprostatite aux inflammations rétro-prostatiques ; Segond, qui dans sa définition éliminait les phlegmons non rétro-prostatiques, en décrit plusieurs que nous reproduirons précisément ; et Campenon a dû aussi y faire rentrer des phleg-mons rétro-vésicaux. Ceux-ci ne peuvent-ils pas d'ailleurs être d'origine uréthro-prostatique ? La chirurgie permettra-t-elle d'affirmer le contraire, en présence d'un phlegmon rétro-vésical ? Les connexions des lymphatiques de la prostate avec ceux des vésicules séminales, des canaux déférents et de la vessie, ne suffisent-elles pas à expliquer cette propagation ?

Nous donnerons donc sous le titre de phlegmons périprosta-tiques, des observations de *phlegmons voisins de chacune des faces de la prostate*. La plupart des cas sont en effet des phlegmons rétro-prostatiques, mais *la définition ne doit exclure ni ceux des autres espaces celluleux voisins de la prostate, ni ceux dont l'étiologie n'est pas uréthro-prostatique.*

Division. — Le tissu cellulaire périprostatique n'est autre que le tissu cellulaire de l'espace pelvi-rectal supérieur dans sa portion antérieure. Il faut y ajouter le tissu cellulaire peu abon-dant qui réunit les veines du plexus de Santorini. Mais le tissu cellulaire pelvi-rectal supérieur occupe plusieurs régions distinctes, dont le pus ne franchit pas toujours les limites, ou qu'il ne franchit que dans les phlegmons diffus ou diffusés. Avant de rappeler ces notions anatomiques, nous diviserons donc les phlegmons périprostatiques en phlegmons *circonscrits* et en *phlegmons diffus.*

Phlegmons circonscrits. — On ne peut bien se représenter la situation de ces abcès qu'à la condition d'avoir présents à l'esprit les rapports de la prostate, que nous rappellerons très briève-ment. La glande est située dans une loge ostéo-aponévrotique, formée : 1° en avant par la symphyse pubienne ; 2° en haut par les ligaments pubo-vésicaux, dans l'intervalle desquels la loge communique avec le tissu cellulaire prévésical, par la base de la vessie, puis en arrière de la base de la vessie, par une expansion aponévrotique qui se détache de l'aponévrose du releveur et se porte entre la vessie et la prostate, pour certains auteurs, ou au contraire par un dédoublement de l'aponévrose du releveur qui se prolonge sur la vessie, d'après d'autres auteurs ; en bas, par le feuillet supérieur de l'aponévrose moyenne ; latéralement, par le releveur de l'anus recouvert sur ses deux faces d'une aponévrose, l'aponévrose de la face supérieure allant s'insérer en bas à l'aponévrose moyenne en constituant ainsi l'aponévrose latérale de la prostate, après avoir donné un dédoublement qui remonte sur les parois vésicales ; en arrière, par l'aponévrose prostato-péritonéale de Denonvilliers ; celle-ci, d'après les classiques, serait un prolongement de l'aponévrose moyenne qui se rend en haut jusqu'au cul-de-sac péritonéal, en se dédoublant autour des vésicules séminales ; d'après Farabeuf, Drapier, etc., ce serait un feuillet musculo-celluleux produit par un dédoublement de l'aponévrose du releveur se prolongeant en avant sur la vessie, en arrière sur le rectum, et comprenant les vésicules séminales dans l'intervalle de ses prolongements rectal et vésical. La prostate n'occupe pas toute cette loge ; en avant, 2 centimètres la séparent du pubis ; cet espace est rempli par le plexus de Santorini et un tissu cellulaire peu abondant ; en outre, le sommet de la prostate n'atteint pas l'aponévrose moyenne. Par l'intermédiaire de cette loge, solide surtout en bas et latéralement, la prostate est en rapport : 1° par sa face *postérieure* avec l'ampoule rectale ; l'aponévrose prostato-péritonéale est intimement unie à la prostate, et beaucoup moins aux vésicules séminales ; au contraire, elle est facilement décollable du rectum, sauf à la partie inférieure. « En résumé, entre le rectum et la prostate doublée de son enveloppe, l'aponévrose prostato-péritonéale, on constate l'existence d'un espace celluleux dont voici les limites : en haut, le cul-de-sac péritonéal ; en bas, des adhérences entre la moitié ou les deux tiers de l'aponévrose et le rectum ; en avant, l'aponévrose prostato-péritonéale adhérente à la prostate, peu adhérente aux vésicules séminales ; en arrière, les fibres musculaires longitudinales du rectum ; sur les côtés, la loge, à sa partie inférieure, est assez bien limitée par le tissu cellulaire dense répandu autour du prolongement des plexus latéraux de la prostate, mais plus haut, le doigt n'a pas trop de peine à contourner le rectum » (Quénu et Hartmann) ; 2° par sa base, avec la vessie et en arrière de la vessie avec l'espace celluleux situé entre les deux vésicules séminales, en avant de l'aponévrose prostato-péritonéale. Cet espace est limité en haut par le cul-de-sac péritonéal, qui, la vessie vide, descend à 1 millim. de la prostate, et, la vessie pleine, à 4 ou 6 centim. ; ou, pour les auteurs qui considèrent cette position comme fixe pour chaque individu, à 3 centim. en moyenne (Zuckerkandl, Delbet) ; 3° par ses faces latérales, avec le prolongement antérieur du creux ischio-rectal par l'intermédiaire du releveur de l'anus et des plexus latéraux de la prostate qui unissent les veines vésicales en avant aux veines vésicales postérieures et hémorroïdales en arrière. A ces rapports décrits dans tous les classiques, nous devons ajouter un détail : c'est que les faces latérales de la prostate, dans sa partie supérieure, sont en rapport avec l'*espace pelvi-rectal supérieur;* si, sur un cadavre, on incise le cul-de-sac péritonéal depuis les faces latérales de la vessie jusque vers le rectum, le doigt décolle avec la plus grande facilité le tissu cellulaire pelvi-rectal, non seulement au niveau de la face latérale de la vessie, mais plus bas, de façon à se trouver en dehors de la prostate, séparé d'elle par les aponévroses latérales de la prostate ; ce décollement est évidemment artificiel, et sur des coupes de sujets congelés le releveur pourrait paraître appliqué, avec son aponévrose, le long des faces latérales de la prostate, ainsi qu'on a coutume de le représenter dans les schémas de coupes transversales du bassin passant par la prostate. Mais ce que le doigt fait par pression, le pus doit pouvoir le faire également ; et le doigt, pénétrant comme nous l'avons indiqué, peut suivre la gouttière formée par le releveur d'une part, par les ligaments pubo-vésicaux et les aponévroses latérales de la prostate d'autre part, depuis le pubis jusqu'aux faces latérales du rectum. Si l'on n'oublie pas que les lymphatiques issus de la prostate traversent précisément cette région, on admettra facilement que des phlegmons périprostatiques puissent se développer d'emblée dans l'espace pelvi-rectal supérieur d'un côté ou de l'autre du bassin, sans qu'il soit nécessaire pour cela qu'il y ait rupture des aponévroses latérales de la prostate, ni fusée purulente partie d'un abcès rétro-prostatique. Théoriquement, l'abcès latéro-prostatique s'explique donc aussi bien que l'abcès rétro-prostatique (1). On sait, d'autre part, que le tissu cellulaire pelvi-rectal d'un côté est séparé de celui du côté opposé, d'arrière en avant, par la loge rétro-rectale, comprise entre les deux aponévroses sacro-recto-génitales, par le rectum, la loge prérectale, la loge des vésicules séminales (Quénu et Hartmann). En outre, le tissu cellulaire pelvi-rectal se continue en haut et en arrière avec le tissu cellulaire prévertébral ; en haut et en dehors avec celui de la fosse iliaque ; en dehors avec la fesse par l'échancrure sciatique, d'où la facilité des fusées purulentes dans ces régions.

L'anatomie permet donc de supposer que l'on rencontrera des phlegmons circonscrits : 1° de la loge prérectale ; 2° de la loge rétro-vésicale ; 3° des abcès pelvi-rectaux supérieurs en dehors de la prostate et de la base de la vessie, ou latéro-prostatiques ; 4° des abcès antéro-prostatiques, entre la prostate, le pubis, les ligaments pubo-vésicaux et l'aponévrose moyenne, autour des veines du plexus de Santorini. — Examinons maintenant les observations qui plaident en faveur de notre manière de voir.

La principale difficulté que l'on rencontre dans l'étude de ces observations tient à ce qu'il n'est pas toujours facile de savoir s'il s'agissait d'un abcès circonscrit ou d'un abcès déjà en voie de diffusion. Nous réserverons, pour les ranger parmi les

---

(1) Nous remercions notre collègue Alexandre, aide d'anatomie de la Faculté, qui a bien voulu nous prêter son concours et ses connaissances anatomiques pour examiner ces détails d'anatomie à l'École pratique.

phlegmons diffus, toutes celles où ont été notées l'infiltration de caractère gangréneux ou l'existence de fusées purulentes.

Nous serons bref sur les abcès de la loge rétro-prostatique ou prérectale. Ce sont les plus fréquemment observés, mais ce sont aussi les plus connus et nous n'avons rien à ajouter aux descriptions classiques. On reconnaît leur tendance à s'ouvrir dans le rectum; ils peuvent aussi s'ouvrir dans l'urèthre, soit par la cavité de l'abcès prostatique, soit en contournant la prostate; enfin il peuvent diffuser hors de leur loge par ses points faibles, c'est-à-dire, comme l'a expérimenté Segond, en bas vers le périnée antérieur, et latéralement dans la fosse ischio-rectale.

Parmi les phlegmons situés en arrière de la base de la vessie, les uns ne sont que l'extension des précédents et siègent en arrière de l'aponévrose prostato-péritonéale, s'il ne la perforent pas ; les autres sont situés entre les vésicules séminales sur les côtés, la vessie en avant, l'aponévrose prostato-péritonéale en arrière. — Reliquet a rapporté deux cas où l'examen clinique fit reconnaître des phlegnons situés au-dessus de la prostate. Dans l'un (v. obs. XII), le toucher rectal permettait de reconnaître immédiatement au-dessus de la prostate une tuméfaction phlegmoneuse qui s'ouvrit spontanément dans le rectum. Dans l'autre, on trouva, chez un homme qui présentait les signes fonctionnels de la prostatite aiguë, au-dessus de la prostate de consistance et de volume normaux, une masse douloureuse, difficile à examiner, qui s'ouvrit dans le rectum. — Les deux observations que nous empruntons à Hallé sont un témoignage de la confusion qui existe entre les péricystites et les périprostatites, et de la difficulté de bien assigner à chacune leur limite. Dans l'observation XIV (VIII de Hallé),. chez un calculeux infecté et atteint en outre d'hypertrophie de la prostate, on trouvait, outre la péricystite scléreuse, « en arrière de la prostate, des adhérences fibreuses formant un noyau induré qui englobe les vésicules. Dans ce tissu pathologique sont creusées plusieurs cavités purulentes volumineuses ». Dans l'obser-

vation XV (XIII de Hallé), on ne trouve que ces renseignements :
« Cystite ; péricystite suppurée ; double pyélo-néphrite. Gros
foyer de suppuration sus et périprostatique, enkysté, pris cliniquement pour une hypertrophie de la prostate. » Ces deux cas
se rapportent donc à des péricystites scléreuses accompagnées de
collections périprostatiques analogues à celles que l'on rencontre
en d'autres régions autour de la vessie ; rien ne prouve l'origine
vésicale plutôt qu'uréthro-prostatique du premier cas.

Trois des observations que nous a confiées notre maître,
M. Desnos, concernent des abcès prostatiques compliqués de suppurations nettement rétro-vésicales (v. obs. XVI, XVII, XVIII).
Dans l'obs. XVI, il s'agit d'un abcès prostatique, complication
d'une blennorrhagie, diagnostiqué par le toucher rectal ; l'incision périnéale prérectale conduisit rapidement dans un foyer
prostatique, et d'emblée dans un foyer rétro-vésical qui communiquait largement avec le précédent. Dans l'obs. XVII, on voit
survenir un abcès prostatique chez un rétréci avec infection
uréthro-vésicale, qui avait été soumis à la dilatation ; au toucher
rectal, la prostatite avait été nette, mais la suppuration prostatique n'avait paru que probable, quand apparut l'empâtement de
la région péri-vésicale ; il semble donc bien qu'il y ait eu ici
phlegmon « par diffusion » ; par l'incision prérectale on ne trouva,
dans la glande même, que la valeur d'une cuillerée de pus, mais
après destruction de cloisons, le doigt, dépassant les limites de
la glande, pénétra dans une cavité purulente qui occupait toute
la face postérieure de la vessie et contenait un demi-litre de pus.
Enfin, dans l'obs. XVIII, chez un malade atteint d'abcès de la
prostate et qui n'avait accepté d'autre intervention qu'une incision
rectale tardive, on vit, malgré cette incision, la région du bas-
fond vésical devenir douloureuse, empâtée, bosselée, bien que la
prostate fût revenue à des dimensions normales.

Notre observation XIX concerne un cas d'abcès dépassant
peut-être les limites de la loge sus-prostatique ; « il existait seulement un abcès sous-séreux à la région *du bas-fond* de la vessie »,

chez un jeune homme atteint de blennorrhagie avec prostate saine.

Nous arrivons à plusieurs observations concernant des phlegmons rétro-vésicaux dont les signes fonctionnels avaient été peu marqués, et qui nous intéressent en outre au point de vue anatomique (1). Plusieurs sont extraites de la thèse de Segond ; et toutes ne sont cependant pas de simples périprostatites étendues de la loge prérectale à la loge rétro-vésicale.

Ainsi l'observation de Solmon, qui a été résumée par Segond, nous paraît très démonstrative. Chez un homme porteur d'un rétrécissement de l'urèthre déjà compliqué depuis quatre mois de fistule périnéale, et soumis à la dilatation, puis mort d'érisypèle, on trouva, à l'autopsie, non seulement une caverne prostatique latente (qui ne semble pas avoir communiqué avec la fistule périnéale), mais communiquant avec cette caverne « *en arrière et en haut* d'elle, une seconde poche beaucoup plus vaste formée en avant par la paroi postérieure de la vessie, en arrière et en haut par le péritoine, en arrière et en bas par l'aponévrose prostato-péritonéale ».

Nous résumons également, parmi les observations de phlegmons périprostatiques à forme latente, quatre cas dans lesquels le phlegmon occupait simultanément la face postérieure de la prostate et celle de la vessie sans qu'on puisse y voir des phlegmons diffus, comme le démontre leur marche même. Quatre d'entre elles sont rapportées ou résumées par Segond. Dans l'observation Chapu, chez un tuberculeux, on trouva à l'autopsie un abcès rétro-prostatique remontant en haut jusqu'au cul-de-sac vésico-rectal. Dans l'observation XXVIII de Segond, « à la partie postérieure et latérale droite (de la vessie), immédiatement *au-dessus de la base de la prostate*, on trouva une vaste cavité, large et haute de quatre travers de doigt, pleine de pus. La vésicule séminale droite située immédiatement en avant de la poche purulente, est englobée au milieu d'un tissu cellulaire

____

(1) On les trouvera à la suite de notre chapitre « Formes cliniques ».

phlegmoneux, mais elle est saine ». Nous aurions même pu considérer ce cas comme un exemple d'abcès exclusivement rétrovésical, si l'on ne trouvait notée l'existence d'un prolongement *en avant*, sur la partie latérale gauche de la prostate, mais en dedans de l'aponévrose latérale de la prostate. Dans l'observation XXIX de Segond, 3 petits abcès de la paroi vésicale s'étaient ouverts dans un grand foyer « *périvésical* ». « Ce clapier descend en bas jusqu'à la partie moyenne de la prostate. Sur les parties latérales il est bridé par les attaches rectales des aponévroses latérales de la prostate. La vésicule séminale droite est détruite. » Et dans un autre passage de la même observation, nous lisons : « ...un vaste clapier périprostatique et périvésical. Il occupe la *moitié droite de la face postérieure* de la vessie, etc. ». — Enfin dans l'observation Labarraque, chez un prostatique, on trouve une « vaste cavité purulente en arrière de la vessie, entre cet organe et le rectum, limitée en haut par le cul-de-sac péritonéal, en bas par la région membraneuse et l'aponévrose moyenne ».

Nous avons trouvé également des exemples de phlegmons latéro-prostatiques. Ils occupent la partie la plus déclive de l'espace pelvi-rectal supérieur voisin de la prostate, et peuvent avec la plus grande facilité fuser en avant jusqu'au pubis, en arrière le long des aponévroses sacro-recto-génitales jusqu'au sacrum. Le releveur de l'anus ne suffit pas à rendre rare leur propagation à la fosse ischio-rectale. Enfin, nous verrons plus loin les principales directions qu'ont prises les fusées purulentes développées d'abord dans cet espace.

Campenon parle de ces phlegmons latéraux. Il cite le cas de Moysant, et le cas de Lebail, où un abcès unique, à pus phlegmoneux, siégeait à gauche de la prostate : « Cette localisation franchement latérale est très rare ; mais il est assez fréquent de voir une rétro-prostatite empiéter plus ou moins sur un des côtés de la glande » (Campenon). Nous en donnerons quelques exemples. On lit dans l'observation Moysant : « La prostate est entourée d'un grand nombre d'abcès développés seulement dans le tissu cellulaire périprostatique, et non dans la glande elle-même. Un de ces abcès, du volume d'un œuf de pigeon, occupe la partie latérale droite de la prostate. » Dans l'observation XIV de Segond (notre observation XX) on voit la suppuration s'emparer d'un empâtement phlegmoneux qui avait débuté par la partie latérale droite de la glande (sans qu'il y ait eu probablement de collection intra-prostatique) et qui de là avait ensuite gagné de proche en proche la paroi du petit bassin et s'était avancé vers le sacrum. Après huit jours pendant lesquels se fit cette évolution, on constata en outre que l'induration gagnait la fosse ischio-rectale. On peut en rapprocher le phlegmon de l'espace pelvi-rectal supérieur observé par Zeller, d'origine traumatique, et que nous avons mentionné à propos de l'étiologie.

Quant aux abcès antéro-prostatiques, ils sont excessivement rares, et d'origine phlébitique.

Phlegmons diffus. — Demarquay avait signalé que dans les cas de phlegmons périprostatiques, où la mort arrive de bonne heure, il n'est pas rare de trouver des lambeaux sphacélés. On reconnaît là les phlegmons diffus. Nous savons déjà que les abcès intraprostatiques peuvent envahir le tissu cellulaire par « diffusion » ; il en est de même des abcès circonscrits péri-prostatiques ; mais, en outre, il existe des cas où le tissu cellu-laire est envahi en masse par une infiltration gangréneuse répondant aux anciennes descriptions de l'infiltration d'urine au-dessus de l'aponévrose moyenne. Si ces phlegmons peuvent être comparés à l'infiltration d'urine, on doit aussi en rapprocher les phlegmons diffus péri-ano-rectaux. Dans tous ces cas, en effet, la marche clinique et les régions envahies sont les mêmes : le sphacèle frappe tout le tissu cellulaire de l'espace pelvi-rectal, sans respecter les loges que nous avons étudiées plus haut, ni même les barrières aponévrotiques et musculaires de la région. Les conditions qui permettent à ces phlegmons de se réaliser paraissent multiples ; elles peuvent tenir à l'état du terrain, chez des malades affaiblis par la cachexie urinaire, chez des diabétiques, des albuminuriques ; elles dépendent certainement de la virulence et de la nature des microbes, et le seul cas observé jusqu'ici au point de vue bactériologique contenait, en effet, une forme bactérienne anaérobie trouvée déjà dans d'autres phlegmons gangréneux ; elles sont favorisées au plus haut point par la rétention du pus de phlegmons primitivement moins graves, ou par son imparfaite évacuation.

Quant à la question de savoir s'il existe réellement des cas d'infiltration d'urine au-dessus de l'aponévrose moyenne, ou si au contraire le passage de l'urine n'accompagne pas les phénomènes gangréneux, nous n'avons pas de matériaux pour appuyer une opinion personnelle. « Dans sa longue expérience de clinicien, écrit M. Albarran, mon maître Guyon m'a dit né jamais avoir vu une infiltration de la loge supérieure ; je n'en ai point vu, et Escat insiste sur ce qu'il n'a pu en trouver aucune observation. Ce que j'ai vu, ce sont des périprostatites suppurées venant faire saillie dans le périnée qu'elles envahissent d'arrière en avant et qui peuvent prendre les allures d'un phlegmon diffus du périnée. »

Les deux observations que nous résumons plus loin ne pourront éclaircir cette dernière question. Dans l'une (obs. XXVIII, Nollet), à laquelle son auteur a donné le titre d' « Infiltration urineuse du périnée et de la prostate », on reconnaît un exemple à l'appui de l'opinion de M. Albarran que nous venons de citer. Dans celle de Laforgue, la présence de l'urine dans le clapier prostatique et rétro-prostatique était sans doute secondaire à l'ouverture dans l'urèthre ; cependant, on ne peut pas négliger l'importance de l'accès et de la rétention d'urine septique dans une cavité prostatique au point de vue de la formation d'un phlegmon diffus consécutif.

OUVERTURE SPONTANÉE. — Ce que nous avons dit de l'ouverture spontanée des abcès prostatiques s'applique aux abcès périprostatiques. L'ouverture rectale est cependant plus fréquente. L'ouverture uréthrale peut se faire par l'intermédiaire de l'abcès prostatique, s'il existe ; on a vu aussi le pus contourner la prostate en la respectant, et venir se faire une issue dans la portion membraneuse (v. obs. XXIII et XLII). — L'ouverture peut se faire dans l'urèthre et dans le rectum, sans qu'il en résulte toujours, ni même très fréquemment, une fistule urinaire ; il s'agit quelquefois de deux collections distinctes, ouvertes l'une en avant, l'autre en arrière, et ne communiquant pas entre elles.

L'ouverture dans le *péritoine* mérite de nous arrêter. Nous avons relevé 8 cas de péritonite aiguë consécutive à des prostatites ou à des périprostatites ; cette complication est d'ailleurs rare et n'est pas souvent due à la perforation du péritoine. Ricord, d'après Fournier, n'aurait vu la prostatite blennorrhagique se propager au péritoine que deux fois. Peter (*Union médicale*, 1856) rapporte le cas d'un jeune homme de 16 ans qui mourut de péritonite, au cours d'une prostatite folliculaire suppurée · la propagation semblait être faite par l'intermédiaire de la vésicule séminale et du canal déférent qui adhéraient au péritoine par un tissu cellulaire enflammé. Dans le cas de Stoll, la péritonite suivit la gangrène du rectum après un abcès de la prostate ouvert spontanément dans l'urèthre. Dans l'observation Dransart, après ouverture d'un abcès prostatique par le rectum avec l'ongle, le malade mourut de péritonite généralisée. A l'autopsie on trouva dans le cul-de-sac recto-vésical une perforation large de 2 millim. communiquant avec l'abcès. Segond en rapporte une observation personnelle dans laquelle, à l'autopsie, on n'avait pas trouvé trace de perforation. Conche (obs. XXV) rapporte également un cas de périprostatite avec périvésiculite et suppuration des vésicules, qui fut suivi de péritonite généralisée, suppurée, par propagation. Œsterreich (résumé in *Semaine médicale*, 1892) a vu une péritonite par perforation se produire chez un prostatique porteur d'un abcès prostatique latent. Collinet a publié une observation de péritonite, passée inaperçue, suivie d'autopsie où l'on ne retrouva pas de perforation, mais une infiltration purulente des parois vésicales. Dans le cas de Cruveilhier (obs. XIX) l'abcès rétro-vésical s'était ouvert dans le péritoine. On voit par ces observations que la péritonite secondaire à la prostatite est le plus souvent une péritonite par propagation, et qu'il est difficile d'apprécier, dans la plupart des cas, la part qui revient à la prostate, aux vésicules séminales et à la vessie dans sa production.

L'ouverture au périnée est fréquente. Elle s'explique par le peu de résistance de l'aponévrose moyenne, qui permet au pus de passer de la loge prostatique dans le périnée antérieur ; s'il s'agit d'un phlegmon prérectal, le pus suit avec facilité le rectum et fuse à l'union du releveur avec la paroi rectale, puis entre le transverse du périnée et le sphincter externe, et atteint ainsi la couche superficielle. Suivant la virulence des agents microbiens, on assiste alors à la formation d'un abcès périnéal ou à l'évolution rapide d'un phlegmon diffus.

Nous insisterons sur l'envahissement de la fosse ischio-rectale. Les faits que nous avons trouvés dans les ouvrages classiques concernent des abcès de l'espace ischio-rectal à la suite d'abcès occupant d'abord la face supérieure du releveur de l'anus ; mais une observation de la thèse de Saint-Cène a attiré notre attention parce qu'il s'agissait d'un abcès ischio-rectal sans abcès prostatique. Examinons d'abord les cas classiques, au point de vue du mode de propagation. Un abcès péri-rectal de l'espace pelvi-rectal peut gagner le creux ischio-rectal, soit en détruisant le releveur de l'anus, ce qui est particulièrement fréquent quand l'abcès siège dans le sinus formé par la paroi rectale et le releveur, soit par l'intermédiaire d'une fusée sous la muqueuse rectale (Quénu et Hartmann), soit, disent les auteurs, sans donner d'explications, par voie lymphatique. Au niveau de la prostate, on peut admettre de même qu'un abcès, soit prostatique, soit latéro-prostatique, soit surtout rétro-prostatique, perfore le releveur et ses aponévroses et gagne la fosse ischio-rectale. Dans aucune observation on ne trouve notée la disposition sur laquelle insistait Pozzi, c'est-à-dire la présence d'un orifice étroit du releveur, séparant les deux poches et mettant obstacle à l'évacuation de la poche supérieure. Mais la voie lymphatique peut-elle être employée? Nous n'avons trouvé nulle part une description de lymphatiques passant de l'espace pelvi-rectal supérieur à l'inférieur. Peut-être en existe-t-il autour de l'artère honteuse interne, l'accompagnant du bassin jusque dans la fosse ischio-rectale en passant par la grande échancrure sciatique? Peut-être existe-t-il des « puits lymphatiques » traversant le plancher périnéal? Une de ces deux explications nous paraît nécessaire pour comprendre la production d'abcès ischio-rectaux consécutifs à la prostatite, mais sans ouverture d'un abcès prostatique dans le tissu cellulaire, comme c'est le cas dans l'observation publiée par Saint-Cène (v. notre obs. XXXIII) : chez un malade rétréci et prostatique, infecté, on dut inciser un abcès ischio-rectal par le périnée ; la cavité ne communiquait pas avec la loge prostatique, mentionne l'observation. Plus tard, plus d'un an après, le même malade eut un abcès urineux, puis un abcès de la prostate qui s'ouvrit dans l'urèthre. Nous croyons pouvoir rattacher à cette observation celle que nous devons au Dr Baraduc. Il fut appelé près d'un malade atteint, à la suite d'uréthrite chronique, de cystite et de prostatite aiguës, qu'il soigna d'abord à l'aide de lavements chauds. Au bout de quelques jours, « le toucher rectal permit de constater que si la prostate elle-même avait diminué considérablement de volume, en revanche un empâtement s'était produit à droite sur la muqueuse rectale, à 4 ou 5 centim. de l'anus ». Bientôt cet empâtement gagna la peau et l'abcès fut incisé par le périnée ; un drain fut placé dans toute la hauteur de la poche, soit 8 à 9 centim. L'auteur en conclut, il est vrai, que l'on se trouvait « en présence d'un abcès de la prostate *ouvert* dans la fosse ischio-rectale » ; mais en l'absence de signes nets de suppuration de la prostate au toucher rectal, nous pensons qu'il peut n'avoir pas existé d'abcès prostatique, mais seulement une prostatite aiguë non suppurée.

Nous rappellerons très brièvement les autres fusées purulentes décrites parfaitement par Segond : inguinale, obturatrice, fessière, ombilicale, pariétale. Les fusées inguinales ont été plusieurs fois observées ; indépendamment des abcès iliaques ou inguinaux liés à un adéno-phlegmon à distance, dont nous parlerons plus loin, la propagation peut se faire dans ces cas, soit par les lymphatiques qui se rendent au ganglion sous-pubien de Sappey et au voisinage de la veine iliaque externe, soit par le plexus lymphatique qui entoure le déférent et qui continue le plexus lymphatique périprostatique, soit par le tissu cellulaire qui entoure le déférent, soit par la lumière même de ce canal (obs. Pigeaux) qui a été trouvé plusieurs fois rempli de pus. On en trouvera des exemples dans deux observations que nous résumons (v. obs. XXIV, XXXIX).

La fusée obturatrice a été vue par Tillaux ; en même temps qu'une fusée ischio-rectale, il y eut un empâtement de la racine de la cuisse qui disparut d'ailleurs par résolution ; elle s'explique soit par lymphangite et adénite du ganglion sous-pubien, soit par infection transmise d'abord le long du canal déférent, puis dans la gaine des vaisseaux obturateurs (Campenon). Rappelons qu'on a vu une fusée ombilicale (Castanedo y Campos) suivant cette propagation obturatrice ; la propagation à la cavité de Retzius, à la paroi abdominale jusqu'aux côtes (Curtis), à la fesse par l'échancrure sciatique ; le pus, dans ce dernier cas, avait fusé de la prostate dans l'espace rétro-prostatique, puis, en perforant les aponévroses latérales, vers l'échancrure sciatique ; on avait incisé l'abcès à la partie supérieure et externe de la cuisse (Guyon).

Nous croyons, en outre, que l'observation de Charnal (v. obs. XXVI) se rapporte à une fusée purulente d'un abcès de la prostate, bien que l'auteur la donne comme un cas de suppuration *prérénale* ouverte dans l'urèthre en traversant la prostate. Le malade avait présenté des signes d'abcès du rein droit avec urines purulentes dès le début de la maladie; il mourut avant qu'on ne pût faire une néphrotomie. A l'autopsie, il existait une poche de pus prérénale, le rein était sain, et le pus descendait par un conduit flexueux dans la prostate et de là dans l'urèthre. Nous nous appuyons, pour croire au début prostatique de cette suppuration, sur l'intégrité du rein et l'absence de causes connues de la suppuration périnéphrétique, et surtout sur ce fait que les urines étaient purulentes dès le début malgré l'intégrité du rein; il nous semble que les lésions s'étaient succédé dans l'ordre suivant : abcès prostatique ouvert dans l'urèthre, fusée le long de l'uretère droit avec poche prérénale.

Quant aux fistules consécutives aux ouvertures spontanées ou chirurgicales des abcès prostatiques et périprostatiques, elles n'entrent pas dans le cadre que nous nous sommes tracé.

ABCÈS PÉRIPROSTATIQUES SANS ABCÈS PROSTATIQUES. — Nous avons vu que le plus souvent la suppuration périprostatique complique un abcès de la prostate, surtout après un traumatisme uréthral, ou encore quand l'abcès ne s'est pas ouvert ou n'a pas été ouvert à temps, ou que l'évacuation du pus a été insuffisante. Elle peut aussi ne pas avoir été précédée d'abcès prostatique, tout en étant d'origine uréthrale. Nous en avons relevé 8 observations. Nous avons déjà cité celle de Labarraque et la pièce du musée Dupuytren; dans ces deux cas, un abcès périprostatique s'était ouvert à la région membraneuse sans que la prostate fût le siège d'un abcès. Moysant a rapporté un cas d'abcès multiples développés autour de la prostate, chez un malade atteint d'hypertrophie de la prostate et qui présentait une longue déchirure de l'urèthre étendue de la portion bulbeuse à la portion membraneuse. Segond (v. obs. XXXIX) a constaté une hypertrophie de la prostate sans abcès, chez un malade mort de périprostatite avec péritonite généralisée : la cause, dans ce cas, semble devoir être trouvée dans la présence d'abcès des parois vésicales. Le même auteur a signalé un àbcès périprostatique latent, sans abcès prostatique, à la suite d'une lithotritie chez un veillard de 73 ans (v. obs. XXXVIII). C'est à la suite d'une simple blennorrhagie sans prostatite qu'était apparu un abcès de la région du bas-fond vésical, dans un cas qui se termina par péritonite (v. obs. XIX). Enfin il semble bien aussi par l'examen clinique, mais le fait est plus douteux, que deux abcès rétro-vésicaux de Reliquet (XII et XIII) ne s'accompagnaient pas de suppuration de la glande.

Lésions consécutives. — Après la guérison des abcès de la prostate, on a pu observer l'*atrophie* partielle ou totale de la glande. Cette atrophie est due à la disparition d'une partie du tissu de la glande, et à la rétractilité du tissu fibreux qui comble la cavité. Elle a pu entraîner des troubles de l'éjaculation, par compression des canaux éjaculateurs. Elle est peut-être l'origine des troubles de la miction analogues à ceux de l'hypertrophie de la prostate. D'après Albarran et Saint-Cène, elle pourrait, chez les prostatiques, avoir les mêmes résultats heureux que la prostatectomie. On a signalé aussi des *rétrécissements de l'urèthre* consécutifs aux suppurations périrectales (Mollière), et surtout des *rétrécissements du rectum* (Kirmisson et Desnos).

II. — **Abcès périphlébitiques.** — Nous ne les connaissons que par les deux observations de Bazy publiées par Segond, où l'autopsie fut faite après mort par pyohémie. Dans l'une, « autour de la prostate existent de petites collections purulentes. Le foyer principal siège sous le lobe gauche de la prostate et communique avec de petits foyers secondaires d'aspect caverneux et pleins d'un pus crémeux. » En outre on trouva dans les viscères une grande quantité d'abcès métastatiques. Dans l'autre observation (v. obs. XXXV), à la suite d'une uréthrotomie interne, le malade présenta les signes de l'infection purulente et mourut un mois après l'opération. A l'autopsie, il existait des abcès métastatiques et des suppurations des séreuses. Du côté de la prostate, un abcès du volume d'une noix occupait, en avant de la vessie, la place du plexus de Santorini ; à la partie inférieure de la prostate, à droite et à gauche, petits abcès dans lesquels paraissent s'ouvrir les veines, et communiquant entre eux par la périphérie de la glande.

En outre, Noguès a observé la phlébite oblitérante non suppurée des plexus périprostatiques. Au toucher rectal, à droite de la prostate volumineuse et douloureuse, mais non suppurée, on sentait une « masse dure, inégale, bosselée, donnant la sensation d'un paquet de cordes et rappelant les pièces anatomiques injectées au suif ». Le malade présenta des signes généraux très graves et la courbe de la température fut caractéristique de la pyohémie ; cependant il guérit.

III. — **Suppurations d'organes voisins.** — Ce que nous avons dit des connexions lymphatiques de la prostate avec les vésicules séminales, les canaux déférents et l'urèthre, nous dispensera d'entrer dans de grands détails sur les suppurations de ces organes. Les complications séminales sont très fréquentes : sur 53 cas de vésiculites au cours de la blennorrhagie, Colombini n'en a vu que 5 sans prostatite. La vésicule séminale peut même être complètement détruite (obs. XXXIX). Les complications épididymaires sont des plus fréquentes et aboutissent assez souvent à la suppuration. On a vu la coexistence d'abcès des parois vésicales, d'abcès péri-uréthraux à la région membraneuse (Civiale, *loc. cit.*, p. 332), d'abcès des glandes de Cowper (Pollak), de phlegmon gangréneux de la verge (Kœhler).

IV. — **Adéno-phlegmons à distance.** — Nous connaissons déjà également la pathogénie des adéno-phlegmons à distance. Les trois cas de Reliquet, de Desnos et de Bazy sont les seuls publiés, à notre connaissance. Celui de Reliquet n'aboutit pas à la suppuration ; au cours d'une prostate glandulaire avec périprostatite, on constata des ganglions *inguinaux* gonflés et douloureux, bien qu'il n'y eût pas d'uréthrite antérieure (v. obs. XXX). Dans le

cas de Desnos (v. obs. XXXI), à la suite d'une uréthrotomie interne
éclatèrent les signes d'une prostatite aiguë et en même temps
une douleur au-dessus de l'aine ; la prostate était entourée d'un
empâtement périprostatique, mais ne suppura pas ; au contraire,
à la région inguinale, au-dessus de l'arcade crurale, apparut un
empâtement qui devint fluctuant et fut incisé. M. Desnos pense
qu'il y avait adéno-phlegmon du ganglion rétro-pubien et du
tissu cellulaire voisin. L'observation de Bazy (v. obs. XXXII)
concerne un homme atteint d'infection uréthro-vésicale et qui
venait de subir une courte lithotritie ; mais les symptômes qui
nous intéressent semblent avoir précédé cette intervention. On
vit se produire dans la fosse iliaque le gonflement de 3 ou 4
petites tumeurs arrondies, qui étaient certainement des ganglions
iliaques. Le toucher rectal ne révéla rien d'anormal. Une semaine
après, la tuméfaction iliaque était fluctuante, et l'incision évacua
une quantité abondante de pus. En outre, le doigt, introduit
dans la cavité, s'enfonça profondément dans le petit bassin ; il y
avait donc adéno-phlegmon iliaque, suivi de fusée aux parties
déclives, c'est-à-dire à l'excavation pelvienne au voisinage de
la prostate.

OBSERVATIONS

Obs. XII. — *Abcès rétro-vésical ouvert spontanément dans le rectum. Guérison.*
Reliquet. *OEuvres complètes*, t. IV, p. 216 (résumée). — Homme de 60 ans, présentant douleurs pendant miction et défécation : « Le toucher rectal était excessivement douloureux et permettait de reconnaître immédiatement au-dessus de la prostate une tuméfaction très sensible au toucher, mais dont la consistance phlegmoneuse était très nette. »

Lavages rectaux, abstention ; évacuation spontanée du pus par le rectum et guérison. Deux ans après, le même malade présente un abcès périnéphrétique à droite.

Obs. XIII. — *Abcès rétro-vésical perçu par le toucher rectal.* Reliquet. *OEuvres complètes*, t. IX, p. 215 (résumée). — Homme de 34 ans, présentant les *signes de la prostatite aiguë* depuis six jours. Le toucher rectal « provoque une vive douleur au niveau du sphincter externe. Immédiatement au-dessus, le doigt ne rencontre rien qui explique cette sensibilité. La prostate, qui est symétrique, est d'un volume ordinaire et d'une consistance normale. Au delà on sent profondément une masse dont on ne détermine bien ni la consistance ni le volume exacts ; mais le contact provoque une vive douleur avec envie intense d'uriner. Je diagnostique un phlegmon rétro-vésical ».

Sans autre traitement que les grands lavements il se fit une évacuation par le rectum, et le malade guérit.

Il n'y avait pas de cause connue, sinon une constipation habituelle.

Obs. XIV. — Hallé. Des péricystites (obs. VIII), in *Annales des maladies des organes génito-urinaires*, 1892. — G..., 77 ans. Autopsie, le 10 avril 1891.

Calculeux avec cystite et pyélo-néphrite. Mort d'infection opératoire. Hypertrophie prostatique totale, très accusée au niveau des lobes latéraux, avec un lobe moyen peu volumineux, mais très saillant. Vessie : colonnes et cellules ; parois un peu épaissies.

En arrière de la prostate, adhérences fibreuses formant un noyau induré qui englobe les vésicules. Dans ce tissu pathologique sont creusées plusieurs cavités purulentes volumineuses. Périnéphrite adhésive et lipomateuse bilatérale ; néphrite suppurée à droite.

Obs. XV. — Hallé. Des péricystites (obs. XIII). *Eod. loco.* — B.... Autopsie le 7 janvier 1891.

Cystite. Péricystite suppurée ; double pyélo-néphrite. Gros foyer de suppuration sus et périprostatique, enkysté, pris cliniquement pour une hypertrophie de la prostate.

Obs. XVI. — *Abcès prostatique. Petite collection intraprostatique communiquant avec un vaste foyer rétro-vésical. Incision périnéale. Guérison.* Desnos (inédite). — D..., 37 ans.

Antécédents. — Première blennorrhagie il y a environ quinze ans. Deuxième blennorrhagie il y a un mois.

Débuts de la maladie. — Celle-ci, convenablement soignée, diminua assez rapidement, quand, après trois semaines, le malade se permit des excès de coït.

Dès le lendemain apparut une dysurie rapidement croissante, et le deuxième jour la rétention fut complète. Au périnée, le malade ressent une douleur profonde intense, avec élancements, irradiée à l'anus et à l'hypogastre. Le malade est soumis à des cathétérismes répétés pendant quatre jours.

Le 12 mai. Le malade refuse le cathétérisme par crainte des vives douleurs qu'il provoque. La fièvre est intense : 39°, le pouls à 110.

Le 13. Persistance des troubles douloureux et de la fièvre. Le malade a eu un grand frisson d'une durée de vingt minutes. Il a uriné goutte à goutte.

Le 14. Le malade a eu un frisson peu prolongé. Cathétérisme.

État actuel. — M. Desnos voit le malade pour la première fois. Les douleurs périnéales sont très fortes ; la défécation excessivement douloureuse.

Température 39°,6.

Au toucher rectal, la prostate forme une saillie volumineuse arrondie et manifestement ramollie à gauche et au centre.

Le cathétérisme est pratiqué facilement et la sonde laissée à demeure.

Le 16. Le soulagement apporté par la sonde à demeure a été tel que le malade refuse l'intervention périnéale qu'il avait acceptée la veille.

Température 39°,4.

Le 10. Le malade a eu deux frissons dans les vingt-quatre heures.

La température atteint 40°,2.

Au toucher rectal, la tuméfaction prostatique semble moins tendue.

L'incision est décidée pour le lendemain.

Le 19. L'incision prérectale conduit dans un foyer prostatique, et aussitôt, d'emblée, dans un vaste foyer rétro-vésical, communiquant avec la prostate sans aucun cloisonnement. Écoulement de pus abondant. Drainage.

La température descend à 38°,5.

Le 20. Matin, 37°,8. Le malade est soulagé et paraît en bon état. La sonde à demeure fonctionne bien.

Le 23. L'issue de pus par l'incision périnéale a presque complètement cessé. La plaie est garnie de bourgeons charnus. La sonde est retirée.

Température, 37°.

Le 27. Suppression du drain périnéal.

Suites normales.

Obs. XVII. — *Rétrécissement de l'urèthre avec infection uréthro-vésicale ; dilatation. Petit abcès prostatique et vaste suppuration rétrovésicale. Incision périnéale. Mort.* Desnos (inédite). — T..., 57 ans.

Antécédents. — Blennorrhagies multiples. Urine mal depuis dix ans, et surtout depuis six mois.

Depuis janvier 1888, dilatation progressive d'un rétrécissement filiforme ; les urines étaient un peu troubles, avec de nombreux filaments ; l'urèthre, très sensible, saigne très facilement.

Début des accidents. — 5 mars 1888. La dilatation est arrivée à 44 Béniqué, mais après cette dilatation, le malade ressent un malaise et de petits frissons.

Le 8. La température est de 38°,5. Malaise.

Urines louches avec nombreux filaments.

Reins paraissent normaux.

Au toucher rectal, prostate volumineuse, indolente, et bas-fond vésical non distendu.

Le 9. Même état. Sangsues au périnée.

Le 10. Au toucher rectal, la prostate est un peu douloureuse ; le bas-fond de la vessie donne des sensations normales au doigt, mais il est un peu sensible au toucher. Tempér. : matin, 39°,5 ; soir, 40°.

Le 11. Dysurie plus grande. Frissons. T. matin, 39°,7 ; soir, 40°,3. Un point peut être ramolli sur la prostate.

Le 12. M. Guyon, appelé en consultation, croit également à la *possibilité d'un petit abcès prostatique,* mais conseille d'attendre. Le soir, grands frissons.

Le 13. Dysurie très pénible.

Température 40°,6. Nouveaux frissons.

Toucher rectal : prostate plus grosse, très douloureuse ; empâtement de toute la région périvésicale.

Le 14. *Incision périnéale* Arrivée à la prostate, l'incision amène l'évacuation d'une cuillerée à soupe de pus. Puis le doigt détruit des cloisons et dépasse les limites de la glande. Alors irruption d'un flot de pus dont la quantité paraît être d'un demi-litre. La cavité est explorée : elle occupe toute la face postérieure de la vessie. Drainage périnéal. Sonde à demeure dans l'urèthre. Le soir, temp. 39°,5.

Le 15. Grande amélioration. Temp. 37°,9.

Le 16 et 17. Bon état : 37°,8 et 38°,2.

Un peu de douleur à l'épididyme gauche.

Le 18. Douleur et tuméfaction épididymaire. Temp. : matin, 38°,9 ; soir, 39°,9. Frisson.

Le 19. Douleurs du testicule atroces. Frissons. T. 40°.

Le 20. Ouverture de l'abcès épididymaire.

Le 21. La température reste à 40°,4.

Les jours suivants, frissons, fièvre, état général de plus en plus grave.

Cependant la suppuration est peu abondante par le drain périnéal.

Le 24. Mort.

Obs. XVIII. — *Abcès prostatique. Incision rectale. Abcès rétro-vésical. Septi-cémie. Mort.* Desnos (inédite). — D..., 42 ans, pharmacien.

Antécédents. — Multiples blennorrhagies.

Début. — Il y a quelques jours, début de blennorrhagie, pour laquelle il essaie lui-même les grands lavages uréthro-vésicaux.

Mais il survient des signes de cystite, avec hématurie et apparition de fièvre.

État actuel (4 avril 1889). — Le malade a eu hier un frisson. Aujourd'hui, 39°,8.

La miction est très douloureuse, mais non fréquente.

La défécation est très douloureuse aussi, avec ténesme rectal.

Au *toucher rectal*, prostate très douloureuse, de la grosseur d'une mandarine, présentant au centre un point dépressible, évidemment ramolli. Pas de battements artériels. On n'arrive pas à explorer plus haut.

Le malade refusant d'être transporté dans une maison de santé, et les conditions matérielles dans lesquelles il se trouve rendant une opération périnéale impossible, M. Desnos incise la collection par le rectum, en proté-geant le tranchant du bistouri avec une bande de diachylon. Issue d'un flot de pus.

Le 5. La température est restée à 39°,8.

Cependant la miction et la défécation sont devenues plus faciles, et les urines sont à peu près claires.

Au *toucher rectal*, la saillie prostatique s'est effacée, mais la région du bas-fond de la vessie est douloureuse, empâtée, comme bosselée. On continue les irrigations rectales.

Le 6. Même état. En outre, douleurs vagues périnéales et abdominales. Température, matin, 39°,9; soir, 40°.

Le 7. Le malade a eu des frissons répétés. Température, 39°,7.

Le 9. Un frisson. Mauvais état général.

Toucher rectal : issue de pus en abondance par la plaie béante du rectum.

La région du bas-fond est encore bosselée et très douloureuse.

Le 12. Après un jour de fièvre intense, délire, aggravation de l'état général. Mort.

Obs. XIX. — *Blennorrhagie. Abcès rétro-vésical, péritonite sans abcès prosta-tique.* Cruveilhier. *Bull. Soc. anat.,* 1854, p. 273 (résumée). — Jeune homme atteint de stomatite pseudo-membraneuse sans accidents généraux et qui avait depuis un mois une blennorrhagie, fut pris subitement de péritonite et mourut sans que l'examen clinique permît d'en trouver la cause.

Autopsie. — Prostate saine. « Il existait seulement un abcès sous-séreux à la région du bas-fond de la vessie. Cet abcès s'était ouvert dans la cavité péritonéale par deux petites perforations. Peut-être malgré l'intégrité de la prostate existe-t-il quelque connexion entre la production de ce foyer purulent et l'inflammation de l'urèthre. »

Obs. XX. — Segond (obs. XIV de Segond, résumée). — D..., 45 ans, 3 août 1873. Uréthrotomie interne trois mois auparavant.

Toucher rectal. Le 3 août, induration douloureuse sans battements, allant du côté latéral droit de la prostate jusqu'à la paroi du petit bassin.

Le 7. L'empâtement se ramollit, s'étend et gagne le sacrum.

Le 11. L'induration gagne la fosse ischio-rectale.

Incision par le rectum le 14. Abondante *hémorrhagie.* Guérison en quinze jours.

Remarques. — 1° Il n'y a sans doute pas eu de collection intra-prostatique ; 2° la suppuration a débuté par la partie latérale droite de la prostate et a gagné ensuite de proche en proche la partie latérale du rectum ; 3° malgré les termes de l'observation, il ne s'agit pas d'une complication ischio-rectale (aucun symptôme noté du côté de la région ischio-rectale à la vue ou à la palpation).

Obs. XXI. — *Abcès de la prostate. Ouverture rectale. Abcès pelvi-rectal avec fusée ischio-rectale consécutive. Fistule uréthro-prostatique périnéale et rectale.* Reliquet. *Œuvres complètes,* t. IV, p. 407 (résumée). — Jeune blennorrhagique, de 22 ans ; présenta d'abord un abcès prostatique qui s'ouvrit spontanément dans le rectum ; quinze jours après, fusée à la marge de l'anus, à droite ; incision, drainage à 20 centim. de profondeur. Plus tard, nouvelle collection ischio-rectale ; incision. Six mois après, l'urine sortant à chaque miction par la plaie périnéale, le malade est sondé régulièrement ; mais, au bout de trois mois, il y a des signes d'irritation du col et de l'incontinence par la fistule. A ce moment, une sonde de 12 centim. n'atteint pas l'extrémité supérieure du décollement périrectal, qui est reconnue seulement à 14 centim.

Cette fistule pelvi-rectale supérieure, d'origine prostatique, est traitée par l'entérotomie (écrasement). Au cours de l'opération, on reconnaît par la plaie une petite cavité intraprostatique ouverte dans un vaste décollement péri-rectal du côté droit et qui communique avec l'urèthre et avec le rectum. Le malade fut sondé ensuite à chaque besoin et guérit en trois mois.

Obs. XXII (IV° de Segond) (résumée). — H..., 28 ans, 7 août 1879.

Blennorrhagie passée à l'état chronique ; signes de prostatite aiguë à la suite d'une cautérisation de la région prostatique. Signes classiques fonctionnels et généraux. Localement, saillie et douleur périnéale médiane, sans œdème.

Toucher rectal : « Au niveau de la région prostatique, une plaque phlegmoneuse effaçant les limites de la glande. Cette plaque phlegmoneuse, nettement limitée à sa partie inférieure au niveau du bec de la prostate, s'étend par le haut entre les vésicules séminales, et empiète sur la région latérale gauche du rectum au niveau de la fosse ischio-rectale correspondante. Il n'y a pas de pouls rectal et nulle part on ne peut percevoir de point ramolli. » — Deux jours après, « ...vers la région gauche de la plaque phlegmoneuse, on a tout à fait la sensation que donnerait un petit cadre rigide dont la toile mal tendue se laisserait déprimer ».

Incision rectale, évacuation de 100 gr. de pus.

Amélioration; mais, trois jours après, ouverture dans l'urèthre, sans que l'urine passe jamais dans le rectum. Guérison complète un mois après l'incision. Léger degré d'incontinence pendant quelque temps, quand le malade commençait à marcher.

Obs. XXIII. — Pièce n° 399 du musée Dupuytren (M. Voillemier). — Au niveau du bas-fond de la vessie, deux ulcérations de la muqueuse qui ont environ chacune 1 centim. de diamètre; elles sont séparées par une petite bande de muqueuse.

La portion membraneuse de l'urèthre et une portion du bulbe dans une longueur de 3 centim. sont détruites. Il en résulte une vaste excavation purulente qui a décollé par en haut l'urèthre, et le trajet fistuleux remontant entre la prostate et le rectum est venu s'ouvrir par trois orifices dans la paroi antérieure de la cavité rectale, à 6 centim. au-dessus de l'anus. La muqueuse rectale à ce niveau est villeuse, chagrinée. Cette lésion résulte d'un abcès qui a très probablement été déterminé par une uréthrite aiguë.

(En outre, le titre signale un rétrécissement de l'urèthre qui n'est pas visible sur la pièce, bien que celle-ci comprenne une partie de la verge.)

Obs. XXIV. — *Abcès rétro-prostatique. Fusée le long du déférent jusqu'à l'anneau inguinal.* Reliquet. *Œuvres complètes*, t. IV, p. 212 (résumée).

« Abcès rétro-vésical ouvert dans le rectum communiquant avec un abcès du canal inguinal droit. »

Homme de 52 ans, souffrant pendant la miction et la défécation, depuis une quinzaine de jours; amendement des signes après évacuation de pus par le rectum. Dans le rectum le doigt constate, en arrière de la prostate, une large cavité, rien de plus. A l'aine droite, dans le canal inguinal, il y a une tuméfaction fluctuante, de la grosseur d'un œuf, douloureuse; peu de gonflement du cordon au-dessous; au-dessus de l'arcade crurale, tuméfaction qui se continue avec celle du canal inguinal.

Incision, après laquelle un lavage pratiqué par la plaie sort par l'anus. « D'après les antécédents le phlegmon, s'étant d'abord ouvert dans le rectum, a dû se propager ensuite le long du canal déférent droit jusque dans le canal inguinal. »

Cicatrisation du trajet en trois semaines.

Obs. XXV. — Conche. *Bull. Soc. anat.*, mars 1867, p. 188 (résumée). — G. D..., fusilier au 92ᵉ de ligne, 9 août 1866. Blennorrhagie récente, injections caustiques ; à la suite, rétention d'urine, douleurs hypogastrique et périnéale, fièvre. Pendant le cathétérisme, on *ouvre un abcès de la prostate dans l'urèthre* et le toucher rectal permet de sentir la sonde séparée du doigt par une mince couche de tissus. — Depuis, écoulement abondant par l'urèthre, fièvre persistante, tuberculose pulmonaire.

Le 1ᵉʳ novembre (deux mois et demi après l'ouverture uréthrale), abcès visible et incisé au *périnée*, en avant et sur les côtés de l'anus ; écoulement d'urine et de pus par la plaie. Persistance de fistule.

Le 25 décembre, péritonite.

Le 30, mort.

Autopsie. — 1º Péritonite généralisée suppurée ; 2º « Les parois vésicales, épaissies, sont confondues en bas et en arrière avec le tissu cellulaire sous-péritonéal, au milieu duquel se sont formés, de chaque côté, en dehors des vésicules séminales, deux abcès en rapport par conséquent : en dedans avec la vessie, en bas avec l'aponévrose périnéale supérieure, en haut avec le péritoine auquel l'inflammation s'est propagée .. développés en avant et en dehors de chaque vésicule séminale. — La prostate, complètement détruite, ne se présente plus que sous la forme d'une caverne circonscrite par sa coque fibro-musculaire, laquelle, épaissie en haut au niveau de sa portion en rapport avec la vessie, est au contraire amincie à sa portion postéro-inférieure en rapport avec le rectum dans lequel l'abcès faisait saillie ; sur la paroi postérieure de cette coque viennent s'ouvrir les conduits éjaculateurs dont toute la portion intra-prostatique a également été détruite. Les vésicules séminales, suppurées, ont les parois épaissies, confondues avec le tissu cellulaire ambiant enflammé. A la partie postérieure et inférieure de la coque prostatique, ouverture par où le pus a fusé entre le rectum et l'urèthre... et amené la suppuration du tissu cellulaire du triangle recto-uréthral. »

Obs. XXVI. — Charnal. *Bull. Soc. anat.*, 1858, p. 483 (résumée). — Homme ayant présenté les signes d'un abcès du rein droit, avec urines purulentes dès le commencement de la maladie ; meurt avant qu'on ne fasse la néphrotomie projetée.

Autopsie. — 1º Dans le tissu cellulaire prérénal, poche purulente peu adhérente au rein ; 2º de cette poche part un conduit qui s'ouvre dans l'urèthre en passant par la prostate, de telle sorte que le pus coule dans la vessie et n'est rendu que pendant la miction ; 3º les reins, les uretères sont sains.

Obs. XXVII. — (Vᵉ de Segond) (résumée). — X..., 22 ans. Fistule périnéale consécutive à ouverture spontanée d'une fusée périnéale au cours d'une blennorrhagie ; cette fistule s'est compliquée d'épididymite et d'incontinence d'urine.

Mᵢ.   5

Opération le 26 juillet 1879. On trouve : 1° une poche périnéale dans le triangle ischio-bulbaire droit, avec orifice conduisant à 2° abcès au niveau (mais non dans la glande) du lobe gauche de la prostate, au milieu d'un empâtement phlegmoneux qui englobe et déborde la prostate ; cet abcès communique avec le rectum.

Un an après, la fistule périnéale persistait et communiquait non seulement avec le rectum, mais aussi avec l'urèthre.

Obs. XXVIII. — *Infiltration urineuse du périnée et de la prostate.* Nollet. *Bull. Soc. anat.*, 1849, p. 30 (résumée). — Malade de 50 ans ; entre à Saint-Antoine, en juin 1847, pour énorme infiltration urineuse. Ancien blennorrhagique, rétréci depuis trente ans, dilaté de temps en temps. — (L'observation ne contient pas de détails sur le début des accidents.) « Quand il est entré à l'hôpital, il avait depuis la veille une inflammation urineuse de tout le périnée, du scrotum, de la verge et de la paroi antérieure de l'abdomen jusqu'à l'ombilic. On lui fit de suite huit incisions disséminées sur les différents points infiltrés... mais le phlegmon urineux, au lieu de se résoudre ou de fournir une suppuration louable, se termina par un gangrène générale du tissu cellulaire et de la peau des parties infiltrées. Le malade mourut. »

Autopsie. — Gangrène de toutes les régions qui ont été envahies par l'urine. Deux rétrécissements de l'urèthre, l'un à la limite des portions spongieuse et membraneuse, l'autre à un pouce et demi en avant du précédent ; entre les deux, dilatation énorme, fusiforme ; autre dilatation dans la portion prostatique, entre le rétrécissement et le col vésical. En arrière de chaque rétrécissement, une perforation conduisant dans les fistules du périnée. Vaste caverne prostatique, ne communiquant qu'avec le canal de l'urèthre, par une foule de petites ouvertures qui criblent la muqueuse uréthrale. Le tissu propre de la prostate a disparu.

Remarque. — Il s'agit probablement ici d'une caverne prostatique latente, compliquée de phlegmon diffus urineux périnéal, soit que l'infection à caractères gangréneux ait pris naissance dans la prostate, soit qu'elle l'ait prise dans l'urèthre rétréci et infecté.

Obs. XXIX. — Laforgue. *Arch. gén. de méd.*, 1842. In Segond, obs. XX (résumée). — O..., 24 ans, 17 novembre 1839. Contusion chronique du périnée, professionnelle (assis à califourchon une grande partie de la journée). Entre à l'hôpital pour fréquence des mictions, dysurie et douleur, qui firent place à rétention complète. Soigné par cathétérisme répété. Pyohémie. Mort le 30 novembre, vingt-cinq jours après le début.

Nécropsie. — «... Dans toute la portion prostatique du canal, la muqueuse uréthrale est mobile, fluctuante et ramollie. Elle est percée de plusieurs ouvertures situées sur les parties latérales du verumontanum. Ces ouvertures sont petites, allongées, au nombre de cinq ; la plus grande peut avoir 8 millim. de longueur ; elles communiquent avec l'intérieur de la prostate...

Vaste foyer purulent qui occupe l'intérieur de la prostate et qui se prolonge, en arrière, entre la vessie et le rectum ; clapier limité en avant par la paroi inférieure de la vessie, en arrière par le rectum, en haut par le péritoine ; communique en avant avec l'abcès de la prostate. Parois recouvertes par des détritus provenant de la mortification du tissu cellulaire. La cavité prostatique se confond avec le clapier vésico-rectal. Ce vaste foyer est rempli par un mélange de pus et d'urine contenant les débris des tissus gangrenés. » En outre, abcès métastatiques et suppurations des séreuses.

OBS. XXX. — *Adénite inguinale compliquant prostatite glandulaire*. RELIQUET. *Œuvres complètes*, réunies par GUÉPIN, t. V, p. 189. — Jeune homme de 25 ans, à la suite d'excès de coït, présente mictions fréquentes et douloureuses, avec prostate un peu volumineuse et sensible ; pas de ganglions inguinaux. Marche vers résolution. Il est pris alors brusquement de fièvre, de dysurie avec douleurs vésico-uréthrales, saillie et douleur périnéale. Au toucher rectal, la prostate n'est plus délimitable par le doigt; elle est très douloureuse. Il y a des *ganglions* inguinaux « légèrement gonflés, un peu sensibles à la pression, quoique tous très mobiles ». Guérison par expression de la prostate et lavements glycérinés.

OBS. XXXI. — *Abcès inguinal consécutif à prostatite non suppurée avec empâtement périprostatique*. DESNOS. *Union méd.*, 1888, p. 649 (résumée). — Homme de 27 ans, atteint antérieurement d'uréthrite et de prostatite chronique. A la suite d'un coït, douleurs périnéales pendant la miction et la défécation. On constate alors un rétrécissement scrotal et un autre bulbaire ; par le toucher rectal, prostate grosse, un peu bosselée à droite surtout, douloureuse en ce point à la pression; les vésicules sont saines : cependant leurs parois, de même que le bas-fond vésical, semblent légèrement rénitents et un peu épaissis. La dilatation avec les bougies amène fièvre et prostatite ; celle-ci calmée, on fait l'uréthrotomie interne. Le soir 40°, douleurs intolérables qui forcent à enlever la sonde à demeure. Puis une prostatite évolue avec les symptômes habituels et, en outre, une douleur au-dessus de l'aine ; bientôt frisson, douleur, empâtement, puis fluctuation de la région inguinale. Incision au-dessus de l'arcade crurale rencontre le pus collecté *sous l'aponévrose du grand oblique;* cicatrisation en dix-sept jours; l'empâtement périprostatique se résout peu à peu après plus d'un mois.

M. Desnos pense qu'il s'agit d'un phlegmon de la région inguinale causé par l'infection de la prostate propagée par la voie lymphatique jusqu'au ganglion sous-pubien et au tissu cellulaire voisin.

OBS. XXXII. — *Adéno-phlegmon iliaque à la suite d'infection uréthro-vésico-prostatique*. BAZY. *Mercredi médical*, 1893 (résumée). — M. M..., 67 ans. En octobre 1890, lithotritie. En novembre 1892, urines louches à la suite de cathétérismes difficiles, et se plaint de douleur dans l'aine avec irradiation du côté du testicule.

Le 23, lithotritie pour une petite concrétion; l'urine devint meilleure, mais la douleur de l'aine augmenta.

Le 25, dans la fosse iliaque, « tuméfaction dure, rénitente, douloureuse, bosselée, formée de petites tumeurs arrondies au nombre de trois ou quatre, de volume inégal et variant entre celui de noix et de noisette. L'adénopathie iliaque n'était pas douteuse ». Rien d'anormal au toucher rectal, ni à la prostate, ni aux vésicules séminales.

État général mauvais, quoique à peine fébrile.

Le 2 décembre, fluctuation constatée; incision au-dessus de l'arcade crurale; évacuation abondante de pus. Le doigt introduit dans le foyer s'enfonça profondément dans le petit bassin : « On aurait pu considérer ce fait comme un exemple de fusée purulente dont le point de départ eût été un abcès périprostatique. Ici cette interprétation est impossible. ., c'est la suppuration ganglionnaire et périganglionnaire qui a fusé dans le petit bassin ».

Le 5 février, le malade peut être considéré comme guéri, à part un petit trajet fistuleux.

Obs. XXXIII. — *Abcès ischio-rectal. Plus tard seulement abcès prostatique.* Saint-Cène. *Thèse Paris*, 1900 (obs. IV, résumée). — G..., 62 ans. Entré 26 janvier 1897. Mictions fréquentes depuis 1885; déjà sondé et lavé auparavant. Rétréci et prostatique.

Depuis le début de décembre 1896, douleur au niveau de la fosse *ischio-rectale*, fièvre légère. Entre à l'hôpital avec abcès de la fosse ischio-rectale, qui est incisé; la cavité ne communique pas avec la loge prostatique.

Le 5 mars 1898, abcès *urineux*.

Le 23 avril, le malade entre salle Velpeau avec urines troubles, défécation douloureuse, et au toucher rectal « prostate augmentée de volume, dure, douloureuse, bosselée ».

Le 28, ouverture d'abcès dans l'urèthre spontanément.

Les jours suivants, l'abcès continue à se vider dans le canal, mais mal, et la fièvre monte chaque soir à 39°.

Le 15 mai, guérison.

Obs. XXXIV. — *Abcès de la prostate ouvert dans la fosse ischio-rectale. Incision de la zone ischio-rectale. Guérison.* Baraduc (inédite). — X..., 38 ans. Uréthrites anciennes, goutte militaire.

Le 21 avril. Je fus appelé auprès de lui et constatai des phénomènes de cystite légère et de prostatite suraiguë qui duraient depuis quelques jours.

Le traitement médical fut d'abord institué : repos absolu, lavements à 50° et suppositoires calmants. Malgré ce traitement, bientôt la tension rectale augmenta, les douleurs à la défécation devinrent beaucoup plus vives, la fièvre resta le soir entre 38°,5 et 39°, et le toucher rectal permit de constater que si la prostate elle-même avait diminué considérablement de volume, en revanche un empâtement s'était produit à droite sous la muqueuse rectale, à 4 ou 5 centim. de l'anus.

L'empâtement augmenta et il devint bientôt évident, grâce à l'œdème et à la tuméfaction de la région, qu'on se trouvait en présence d'un abcès de la prostate ouvert dans la fosse ischio-rectale.

Le 10 mai. Vingt jours après le début des accidents, la fosse ischio-rectale fut ouverte par une incision de 3 centim. au moins de profondeur, le pus évacué, et un drain mis en place dans toute la hauteur de la poche, soit 8 à 9 centim.

Le soulagement fut immédiat, tous les phénomènes douloureux et la fièvre cessèrent, mais le trajet restait fistuleux et le 20 juin il fut fendu par l'incision classique au bistouri, comprenant toute l'épaisseur du sphincter anal.

Drainage et pansements comme après l'opération de la fistule.

Un mois après, le malade était complètement guéri. Il a été revu depuis et n'a jamais présenté d'incontinence.

Obs. XXXV. — *Pyohémie avec abcès phlébitiques à la suite d'uréthrotomie.* Bazy, obs. XXVII de Segond (résumée). — L..., 53 ans, 19 mars 1879. Uréthrotomie interne après essais de dilatation, le 29 mars. Le 31, fièvre et ictère ; les jours suivants, fièvre, signes d'infection pulmonaire, puis arthrite suppurée de l'épaule droite. Mort par pyohémie le 25 avril. Le toucher rectal n'est pas noté dans l'observation.

Autopsie. — Suppurations pleurales, pulmonaires, articulaires. « Un abcès situé sur la branche droite du pubis entre la symphyse et la vessie, du volume d'une noix, occupant la place du plexus de Santorini. Immédiatement en arrière du bulbe, abcès dans lequel paraissent s'ouvrir les veines ; deux autres abcès latéraux, communiquant par un long trajet occupant toute la partie périphérique de la prostate. »

CHAPITRE III

Formes cliniques. — Diagnostic.

Formes cliniques. — Dans les cas les plus fréquents, l'abcès de la prostate a une marche aiguë, accompagnée de signes fonctionnels et généraux intenses ; il est perceptible par le toucher rectal et se termine rapidement par ouverture spontanée, qui ne conjure pas toujours le danger, ou par l'intervention chirurgicale. Dans d'autres cas, l'abcès a encore une marche aiguë, mais il passe presque inaperçu à cause de son siège sous-muqueux en arrière de l'urèthre, ou par suite de la coexistence d'une autre affection qui le masque, soit qu'elle présente avec l'abcès prostatique des symptômes communs, soit que sa gravité propre détourne l'attention. — Il existe en outre des suppurations chroniques et latentes, les unes intraprostatiques, les autres périprostatiques, consécutives dans certains cas à une phase aiguë, « abcès chauds à évolution froide », dans d'autres cas, torpides dès le début.

Nous ne ferons des abcès francs prostatiques et périprostatiques qu'une courte description. Nous insisterons sur les formes latentes et chroniques.

§ I. — Abcès prostatiques et périprostatiques ; formes aiguës.

Au cours d'une blennorrhagie, arrivée peu à peu à la période de déclin, et paraissant en voie de guérison, un malade voit se déclarer, à l'occasion d'une injection caustique ou même sans cause appréciable, un état fébrile avec malaise général et sensation de tension au voisinage de l'anus ; il peut même, surtout à l'occasion d'un traumatisme uréthral, être pris tout à coup d'un violent accès de fièvre urineuse. Une complication s'est donc déclarée, et c'est la prostatite. Les jours suivants, l'état général reste mauvais : la température est voisine de 39°, le sommeil est mauvais, le malaise a augmenté, l'appétit a disparu, il y a un état gastro-intestinal infectieux. Le malade est en outre surpris de voir que son écoulement a diminué ou s'est même tari complètement. Mais surtout la sensation de tension périnéale a augmenté d'intensité : il éprouve au fondement et au périnée, entre le bulbe et l'anus, une pesanteur douloureuse que nulle position ne soulage. La miction devient difficile et douloureuse ; d'abord elle demande simplement un effort plus considérable au malade et lui cause une plus vive brûlure au fond du canal ; mais par la suite, cette douleur augmente, les efforts même violents ne vident plus la vessie, et chaque miction se trouve réduite à une petite quantité d'urine. Alors les signes les plus pénibles de la rétention viennent s'ajouter aux douleurs du malade ; les besoins deviennent permanents et cet état de ténesme n'est pas soulagé par l'issue de quelques gouttes d'urine émises avec la plus ardente brûlure. Enfin la rétention d'urine devient complète et le cathétérisme excessivement douloureux. En même temps la douleur ano-périnéale s'est transformée ; d'une simple pesanteur, d'une douleur sourde, elle est devenue pulsative ; elle irradie à la verge, au gland, aux reins, à la partie postérieure des cuisses ; les mouvements arrachent des cris au malade, obligé de se tenir dans son lit, plié en chien de fusil. Enfin les besoins de défécation deviennent impérieux, les selles sont involontaires, et chaque défécation s'accompagne d'atroces douleurs.

Dans les cas le plus heureux, après plusieurs jours de cet état, l'ouverture se fait dans l'urèthre, soit pendant un cathétérisme, soit pendant un effort de défécation ou de miction ; le malade est enfin soulagé. De même il est soulagé après l'ouverture rectale spontanée ou chirurgicale. La guérison peut dès lors se faire rapidement, ou être retardée de quelques jours par une imparfaite évacuation du pus que la courbe de la température, incomplètement descendue à la normale, signale au médecin. Dans des cas moins favorables, la périprostatite éclate avec tous ses dangers, quand elle n'a pas déjà plus tôt compliqué la suppuration prostatique.

Alors les signes mictionnels peuvent être moins considérables que dans l'abcès intraprostatique ; en revanche, les douleurs de la défécation sont extrêmement intenses, ainsi que les douleurs lancinantes périnéales.

La fièvre augmente ; la température atteint 40°, 41° même ; l'état général rappelle celui que l'on observe dans les plus graves phlegmons diffus, et le malade peut mourir d'une septicémie aiguë. Ou bien les signes de l'infection purulente apparaissent, et le malade meurt presque toujours en quelques jours ou quelques semaines. Enfin, on peut voir éclater une péritonite. Dans les cas les plus favorables, les fusés purulentes que nous avons déjà décrites viennent s'ouvrir à la peau, ou sont incisées par le chirurgien, et la guérison peut être obtenue, avec ou sans fistules consécutives (1).

La gravité du *pronostic* ne peut être mise en doute dans les cas abandonnés à eux-mêmes. Par l'intervention précoce, au contraire, on rend le pronostic bénin ; tout *dépend de la précocité du diagnostic* et de l'existence de complications. D'après von Frisch, la plupart des abcès guérissent : les guérisons ne seraient pas inférieures à 70 p. 100. Casper n'a pas perdu un seul de ses 30 malades. Sur 114 observations où la terminaison se trouve indiquée, Segond a relevé 34 morts, dont 11 dues à d'autres affections, et 2 à 4 à des causes non spécifiées.

La mort peut survenir, d'après Segond, par : « 1° infection purulente ; 2° altération du pus et empoisonnement putride ; 3° épuisement par abondance et continuité de la suppuration ; 4° propagations et fusées inflammatoires. » Nous dirons qu'elle peut survenir : 1° par phlegmon diffus ; 2° par pyohémie ; 3° par septicémie lente ; 4° par péritonite ; 5° par pyélo-néphrite.

---

(1) Nous laissons à dessein de côté l'étude plus complète de ces fusées et des autres complications des suppurations prostatiques ; nous ne pourrions, en effet, que

§ 2. — Abcès latents sous-muqueux.

Ce sont ces abcès qui font l'objet d'une partie de la communication de M. Desnos au Congrès d'urologie de 1899 ; il en avait vu quatre cas et publiait le plus caractéristique : « M. M... est atteint pour la première fois d'une blennorrhagie depuis trois semaines ; celle-ci a suivi son cours normal, présentant une violence assez grande : écoulement abondant, douleurs d'une intensité moyenne, peu de sensibilité à la pression sur l'urèthre, pas de fréquence exagérée des mictions. Le traitement a consisté en grands lavages de permanganate de potasse. Les besoins commencèrent à se rapprocher pendant les derniers jours, en même temps qu'apparaissait une légère tension de la région périnéale. A ce moment le doigt, introduit dans le rectum, tomba sur une prostate un peu augmentée de volume, très sensible à la pression, mais sans aucun point ramolli ni dépressible : il n'y a pas de signes de périprostatite et les vésicules restent normales. Ces signes physiques restèrent les mêmes pendant les cinq jours suivants ; mais pendant ce temps la dysurie se prononça de plus en plus, au point que l'expulsion de l'urine exigea de véritables efforts, les besoins restant cependant peu impérieux, mais plus fréquents. Enfin, au milieu d'une miction, la difficulté cessa tout à coup, pendant qu'une sensation vive de cuisson apparaissait le long et surtout autour de la verge. Les urines paraissent avoir été teintées de rouge à ce moment ; en tout cas l'écoulement qui se produisit pendant les heures suivantes fut franchement rougeâtre, beaucoup plus abondant, plus épais et procéda par intermittences. Ces signes existaient encore le lendemain lorsque je vis le malade pour la première fois : le toucher rectal montre une très légère diminution dans le volume de la prostate qui paraît un peu dépressible à son centre. Mais en ce point la pression un peu prolongée amène l'expulsion

répéter ce qu'en disent Segond et les classiques. Pour les fistules, nous renvoyons aux ouvrages spécialement écrits sur ce sujet.

par l'urèthre d'une assez grande quantité de pus crémeux, épais, sensiblement différent de l'écoulement habituel; ces expulsions de pus épais se renouvelèrent plusieurs fois par jour spontanément, et le toucher rectal provoqua ces mêmes expulsions. Les douleurs périnéales disparurent, mais l'écoulement diminua très lentement et ce n'est qu'au bout de cinq semaines qu'il fut réduit à un suintement; les grands lavages au permanganate durent être suspendus, car ils provoquaient de très vives douleurs périnéales; enfin, les mictions ne se terminaient pas franchement, mais quelques gouttes d'urine louche continuaient à suinter quelques minutes après. .»

L'histoire clinique de ces petits abcès tient en quelques points : ils provoquent d'intenses troubles mictionnels, tout à fait comparables à ceux des abcès plus grands ; ils ne sont pas sentis, tout au plus devinés par le toucher rectal ; ils ont une tendance à la durée prolongée. Au point de vue étiologique, ils compliquent la blennorrhagie ; au point de vue pathogénique, ils suivent l'infection des glandules les plus rapprochées de l'urèthre, en particulier des glandules sous-muqueuses.

M. Desnos a appliqué l'uréthroscopie à leur étude ; chez deux malades, quelques semaines après l'ouverture uréthrale, on voyait « des petits tractus blanchâtres sur la partie inférieure du champ, et une petite dépression irrégulière dans laquelle une fine bougie de baleine pénétrait et amenait l'expulsion d'une petite quantité de sérosité purulente ».

§ 3. — **Suppurations chroniques par rétention**.

Un abcès de la prostate s'est ouvert soit dans l'urèthre, soit dans le rectum, soit au périnée, mais par un orifice trop étroit, ou mal placé par rapport aux parties les plus déclives des collections, ou encore par un orifice primitivement assez large mais rétréci ensuite et devenu insuffisant; ou bien, les cloisonnements de la glande empêchent la libre communication du pus avec l'extérieur : dans tous ces cas, on assiste à des phénomènes de rétention purulente dans l'abcès, dont les parois continuent à suppurer tandis que l'issue du pus n'est pas complètement assurée. Il en résulte une suppuration prolongée ou même chronique, suivant que la poche peut se vider encore plus ou moins facilement, et que les dimensions de la cavité lui permettent de se combler plus ou moins vite. Mais cette suppuration entraîne des conséquences graves : si bien enkysté que puisse être l'abcès, elle expose à la septicémie chronique ; en outre, elle ouvre une porte aux infections secondaires, qu'il s'agisse d'ouverture uréthrale, rectale ou périnéale ; elle pourra donc être compliquée de suppuration périprostatique à un moment donné ; elle perpétue l'infection uréthrale et expose ainsi aux infections urinaires ascendantes ; enfin elle est l'origine de fistules périnéales ou uréthro-rectales.

N'exagérons rien cependant ; s'il est fréquent de voir un abcès ouvert dans l'urèthre suppurer très longuement ; si l'ouverture dans l'urèthre ou dans le rectum n'a pas toujours empêché les complications périprostatiques dans les premiers temps qui suivent cette ouverture, du moins l'ouverture rectale n'a pas donné naissance à des fistules très fréquemment, sans doute parce que, le tissu cellulaire une fois protégé par le travail de périprostatite qui s'est produit, le pus peut se déverser facilement dans le rectum ; la direction de la face postérieure de la prostate, qui regarde en même temps en bas, place cette ouverture en un point habituellement déclive et bien choisi. Mais les cas de périprostatite suppurée compliquant la rétention chronique du pus ne sont pas exceptionnels. Passons donc en revue quelques-unes de ces éventualités.

Nous trouvons dans Segond plusieurs cas de guérisons tardives après ouverture dans l'urèthre. Tandis qu'un abcès incisé hâtivement et complètement peut guérir en huit à quinze jours, la guérison se fit attendre un mois et demi dans le cas de Demarquay (Segond, obs. XLIII) et dans celui d'Otto Stoll (Segond, obs. XCVI), deux mois dans celui d'Amussat, où l'ouverture avait été provoquée par le cathétérisme. Nos observations XLIV et XLV sont analogues. Le premier de ces cas est celui d'un malade de 30 ans, qui à deux ans d'intervalle, au cours d'une blennor-rhagie chaque fois, eut deux abcès prostatiques qui s'ouvrirent spontanément dans l'urèthre, après s'être accompagnés d'un certain degré de périprostatite; les deux fois la suppuration continuait plus d'un mois après. Le malade de l'obs. XLV ouvrit spontanément un abcès blennorrhagique dans l'urèthre, mais par la suite il resta un suintement uréthral abondant, et plus marqué pendant la défécation.

Ces cas sont intermédiaires entre les cas aigus guéris rapidement et ceux qui passent à l'état chronique. Ceux-ci nous intéressent particulièrement, à cause des complications qui peuvent survenir. Velpeau en parle déjà à propos des « cavernes urineuses de la prostate ». Le cas du baron de S... rapporté par Civiale est caractéristique : l'abcès s'étant ouvert dans l'urèthre, le malade rendit une grande quantité de pus. La suppuration continua pendant plusieurs semaines (il ne s'agit pas d'une blennorrhagie) ; la convalescence dura longtemps, mais la guérison fut complète. On a vu également ces suppurations chroniques à la suite d'ouverture rectale ; on assiste alors à une véritable fistule borgne interne ou à une fistule uréthro-rectale. Un malade de Stoll (Segond, obs. 91), incisé par le rectum, ne guérit qu'après deux mois et demi. Lallemand (*Clin. méd.-chir.*, 273) rapporte l'observation d'un capitaine d'artil-lerie, dont l'abcès s'ouvrit spontanément dans l'urèthre. Il fut d'abord amélioré, mais quelques jours après fit une nouvelle poussée prostatique qui s'ouvrit dans le rectum. Quatre mois après, il rendait encore du pus par l'anus ; cet écoulement, qui se faisait pendant trois ou quatre jours, revenait à des intervalles de plusieurs semaines. Une autre observation du même auteur (*loc. cit.*, 288) mentionne une longue suppuration après ouver-ture uréthrale et rectale ; la suppuration se prolongea si bien que le malade mourut de cystite et de pyélo-néphrite ; des compli-cations pleuro-pulmonaires emportèrent dans les mêmes condi-tions un autre malade de Lallemand. Velpeau a observé un cas analogue : « Un homme, âgé de 33 ans, pris d'une gonorrhée et d'une rétention d'urine deux ans auparavant, vit, quelques jours après un cathétérisme difficile, un abcès s'ouvrir au fond de l'urèthre ; un peu plus tard, le même abcès se fit jour aussi dans le rectum. En essayant de se sonder lui-même, le malade est toujours arrêté sous les pubis, dans une sorte de sac d'où il sort un mélange de pus et d'urine. Ce jeune homme mourut à l'hôpital de la Faculté, par l'effet d'une inflammation gangréneuse d'un des membres supérieurs. A l'autopsie je trouvai des cavernes purulentes dans le périnée ; la paroi inférieure du commencement de l'urèthre était détruite depuis longtemps dans l'étendue de 20 et quelques millimètres.... Par cette ouverture on pénétrait dans une cavité propre à contenir un œuf de poule, cavité qui communiquait avec le rectum, etc. »

Dans l'observation de Tillaux (v. obs. L), ce n'est que quelque temps après l'ouverture uréthrale d'un abcès de la prostate, que se produisit une poussée de périprostatite qui diffusa dans la fosse ischio-rectale et jusqu'à la racine de la cuisse par le trou obturateur. Hébert a publié récemment (v. obs. XLIX) une observation qui peut servir de type pour la description de cette catégorie d'abcès chroniques. Un homme de 50 ans eut un abcès prostatique blennorrhagique qui s'ouvrit dans le rectum et dans l'urèthre ; il persista une fistule. Trois ans et demi après, il y avait toujours un écoulement par l'urèthre, surtout pendant la défécation ; en outre il s'était produit, dans l'intervalle, des abcès périanaux qui s'étaient renouvelés et évacués, toujours au même endroit, 8 à 10 fois en trois ans. L'auteur en obtint la guérison par l'expression de la poche prostatique répétée chaque jour, ainsi que les lavages et les instillations uréthro-prostatiques. Trois cas observés par M. Desnos se rapportent à cette forme chronique et à ses complications. Notre observation XLVI concerne un malade de 63 ans, atteint de signes de prostatisme depuis deux ans, et qui contracta une blennorrhagie ; celle-ci fut compliquée d'abcès de la prostate qui s'ouvrit spontanément dans l'urèthre ; depuis quatre mois, à la suite de cette ouverture, l'écoulement abondant persistait, quand M. Desnos dut le soigner

pour une périprostatite avec foyers suppurés. L'incision périnéale atteignit un petit foyer dans la prostate, à demi évacué ;
mais au delà des limites de la glande, après avoir effondré des
cloisonnements, le doigt atteignit les deux foyers périprostatiques, de petites dimensions. Le malade guérit. On voit dans
l'observation XLVII un phlegmon périprostatique survenir chez
un rétréci qui, se dilatant sans précautions aseptiques, présentait depuis cinq ans un suintement continuel du canal avec, d'une
façon intermittente, des périodes où l'écoulement devenait considérable et s'accompagnait de douleur périnéale. Quand
M. Desnos le vit, il était atteint d'un phlegmon de toute la
région prostatique et vésicale avec plusieurs points ramollis.
L'incision conduisit dans de nombreux foyers qui furent évacués
successivement. Le malade guérit. — L'observation XLVIII a
trait à une suppuration non plus prostatique, mais *périprostatique*, qui s'était produite chez un prostatique infecté à la suite
de tentatives répétées qu'il avait faites pour se sonder. Cet
abcès s'ouvrit spontanément dans l'urèthre près de la vessie, et
le toucher rectal, à cette époque, permit de sentir les dépressions
molles des abcès vidés. Mais, après trois semaines, il y eut
rétention dans la poche purulente et nouvelle poussée phlegmoneuse, qui s'ouvrit spontanément dans l'urèthre et la vessie.
Dix jours après, reproduction et nouvelle évacuation de l'abcès
(l'entourage du malade s'opposant toujours à une intervention).
Enfin le malade succomba, présentant toujours un empâtement
périprostatique avec îlots ramollis.

Notons, en outre, que c'est par l'introduction et la rétention dans
ces foyers chroniques de l'urine, expulsée ensuite peu à peu, que
l'on a expliqué les cas d'*incontinence* d'urine observés. La parésie
du sphincter externe nous paraît en être une cause importante (1).

(1) Cf., in Pozzi, le cas de Duplay, où l'incontinence accompagnait une suppuration antéroprostatique d'origine pubienne.

§ 4. — **Abcès latents prostatiques**.

Connus depuis longtemps, ils ont été étudiés par Thompson, Le Dentu, Segond. Thompson (1) divise ainsi l'étude des abcès chroniques de la prostate : « 1° l'abcès aigu peut ne pas guérir, mais se termine, et cela indéfiniment, par la forme chronique ; 2° un abcès, chronique dès le début, peut se former sous l'influence d'une inflammation chronique de l'organe ou des parties avoisinantes ; 3° un dépôt tuberculeux dans la prostate peut se ramollir, s'ouvrir au dehors, et donner lieu à un abcès chronique ; 4° les abcès peuvent se développer à la suite de l'irritation produite par les corps étrangers, tels que les calculs emprisonnés dans la prostate ou au milieu des tumeurs malignes. » Au cours de prostatites chroniques, il a observé soit de petits abcès de la grosseur d'un pois, d'un grain de sagou, soit de gros abcès de la prostate communiquant avec l'urèthre, soit même des abcès périprostatiques. Le Dentu a décrit les poches purulentes ouvertes dans l'urèthre par un orifice de grandes dimensions, et celles qui ne communiquent avec le reste du canal que par un petit nombre d'orifices de faibles dimensions constitués par les orifices des canaux excréteurs. Segond a nettement distingué, au point de vue clinique, deux formes de prostatite, l'une aiguë, l'autre « suppurative à courte échéance comme la précédente, mais plus insidieuse et moins aiguë dans son évolution. Cette dernière forme s'observe de préférence sur les sujets qui souffrentde quelque affection ancienne des voies urinaires ». Il rappelle, en outre, que ces abcès étaient connus de Civiale et de D. Desprès.

Nous laisserons de côté les suppurations chroniques autour de calculs de la prostate, et nous rencontrerons deux sortes de cas : 1° ceux où l'abcès reste latent, parce que ses symptômes fonctionnels sont peu accusés ; 2° ceux où les signes de l'abcès passent inaperçus à cause d'une affection évoluant parallèlement et qui attire l'attention entièrement.

(1) Cité par Segond, p. 66.

C'est chez les vieux urinaires, en général, chez les individus affaiblis par la tuberculose ou par l'infection urinaire, que les abcès évoluent ainsi insidieusement, et si l'on peut chercher l'explication de cette torpeur dans des modifications anatomo-pathologiques qui assurent un enkystement plus parfait de la collection, nous croyons qu'il faut tenir compte surtout de la virulence des agents pathogènes et de l'état de cachexie plus ou moins prononcé du malade. Les différences de virulence ne sont-elles pas évidentes quand tout à coup un abcès insidieux devient la cause d'un phlegmon diffus ? La rareté des abcès primitivement chroniques chez les jeunes blennorrhagiques montre bien qu'il y a là une question de terrain.

Parmi les cas latents qui ont été décrits, les plus anciens sont des découvertes d'autopsie et nous ne pouvons rien en dire au point de vue clinique, sinon que Civiale pensait qu'il ne s'étaient traduits par aucun signe pendant la vie. Les observations que nous avons trouvées concernent toutes des prostatiques, et quelques-unes des prostatiques atteints en outre de rétrécissement de l'urèthre. C'est par hasard que l'on a trouvé chez eux au toucher rectal une collection développée insidieusement, sans autres symptômes que ceux auxquels on est en droit de s'attendre chez des prostatiques le plus souvent nettement infectés, ou avec ces mêmes symptômes un peu aggravés. Dans les deux cas de Dittel (v. obs. LVIII et LIX), le toucher rectal avait même été fait méthodiquement, et cependant on n'avait pu pendant la vie qu'émettre l'hypothèse de l'existence d'abcès profonds de la glande. L'un de ses malades accusait de temps en temps, à la fin de la miction, une courte sensation de brûlure du canal. Au toucher rectal, on constatait l'augmentation lente du volume de la prostate qui n'était jamais douloureuse à la pression ; cependant Dittel supposa qu'il pouvait exister un abcès profond, ce que l'autopsie démontra : il existait plusieurs abcès atteignant au plus la grosseur d'un pois. Dans une autre observation de Dittel, chez un prostatique infecté qui mourut de néphrite après affaiblissement progressif, on trouva à l'autopsie des abcès centraux. « Souvent, dit Dittel, je touchais la prostate, et jamais je ne trouvai de douleur, ni de signes locaux d'un abcès. » Notre observation LVI concerne un prostatique infecté vu par M. Desnos pour un état infectieux progressivement aggravé ; il présentait sur la ligne médiane, au toucher rectal, une vaste surface dépressible, fluctuante, et dix-huit mois auparavant, M. Guiard avait déjà constaté les mêmes signes physiques. Dans le cas de Ladroitte obs. (LVII), le toucher rectal n'avait montré qu'une prostate volumineuse et indolente ; le malade avait de la rétention d'urine avec distension ; il fut sondé, mais malgré les précautions prises, il y eut des hématuries ; les urines devinrent purulentes et il mourut huit jours après. A l'autopsie, on trouva un petit abcès du lobe gauche, de la grosseur d'une noisette, ouvert dans l'urèthre. Avant l'évacuation, les urines étaient limpides et il n'y avait pas de fièvre. Dans l'observation de Dubuc, chez un prostatique qui se sondait depuis longtemps, un abcès latent de la prostate évolua, dont on ne s'aperçut que lors de son ouverture dans l'urèthre ; le toucher rectal n'avait pas été pratiqué auparavant, mais il fit constater qu'un abcès intraprostatique s'était en effet vidé imparfaitement. Deux points sont dignes d'intérêt dans ce cas : 1° en même temps que la prostatite s'était déclarée une épididymite double non suppurée, avec un peu de fièvre ; 2° on n'intervint pas chirurgicalement à cause de la faiblesse du malade et de l'absence de fièvre et de douleur : l'indication opératoire est en effet bien difficile à déterminer dans ces cas. On se contenta d'exprimer la prostate chaque jour, et le malade mourut en moins d'un mois. L'observation LXIII, que nous avons puisée dans la thèse de Saint-Cène, a trait à un abcès de la prostate, constaté seulement au moment de son ouverture dans l'urèthre, chez un rétréci de 80 ans, qui présentait des mictions difficiles et impérieuses, et de la rétention vésicale. Trois semaines auparavant, le toucher rectal n'avait rien décelé. Enfin Civiale a rapporté un cas d'abcès de la prostate qui semblait exister à l'état latent depuis trois ans ; dans ce dernier cas pourtant, il pouvait exister plutôt un kyste de la prostate suppuré.

L'attention peut, comme nous l'avons dit, être attirée sur d'autres affections concomitantes, ou être égarée par un symptôme insolite. Ce dernier cas s'est présenté dans l'observation de Lassaigue (*Arch. gén. méd.*, 1845) : un jeune homme de 24 ans fut soigné pour une fièvre intermittente, malgré des symptômes très accusés du côté des voies urinaires ; on ne fit pas le toucher rectal, et le malade mourut le 15ᵉ jour de pyohémie. On le voit, il ne s'agit pas là d'un abcès chronique, mais d'un abcès à forme larvée, masqué par le type de la fièvre. Dans l'observation de Dransart (LIV), l'attention était attirée sur un rétrécissement et un abcès urineux ; dans celle de Curtis (LV), où l'abcès fut suivi de périprostatite avec fusées lointaines, par ces fusées même et par un rétrécissement ; c'est ainsi qu'on avait porté le diagnostic d'abcès périnéphrétique. Lafont cite le cas d'un rétréci qui fut soumis à la dilatation pendant six jours avant qu'on ne fît le toucher rectal, à cause de l'absence de fièvre ; mais la rétention et les douleurs mictionnelles étant apparues, on constata enfin un abcès du lobe gauche qui fut incisé par le rectum (v. obs. LX). Dans le cas de Bride, le malade mourut d'urémie et ce ne fut qu'à l'autopsie qu'on découvrit un abcès (v. obs. LXII). Socin a publié un cas d'abcès masqué par la pyohémie ; Lallemand, deux cas masqués par des accidents cérébraux. Segond ajoute à ces cas ceux où les lésions inflammatoires chroniques du tissu périrectal et de la muqueuse rectale gênent l'exploration dans les cas anciens. Nous signalons la coïncidence de l'épididymite qui, à notre avis, devrait mettre sur la piste du diagnostic.

Enfin les cas les plus intéressants à connaître, au point de vue du pronostic, sont ceux où *un abcès prostatique latent se complique soudainement de phlegmon périprostatique*, dont les signes fonctionnels et généraux d'une excessive gravité contrastent avec la torpeur de la marche antérieure de l'abcès. Trois malades observés par M. Desnos ont présenté cette succession de symptômes ; tous trois étaient de vieux prostatiques. L'un (obs. II) avait depuis quatre à cinq mois de la dyspnée et de la fréquence la nuit, et depuis un an plusieurs accès de rétention ; l'état général était encore assez bon. Cependant le toucher rectal fit constater au centre de la prostate volumineuse et égale une dépression fluctuante et douloureuse à la pression ; le malade refusa toute intervention. Six mois après, il fut pris de fièvre et de frissons ; la température monta à 40°, et le toucher rectal décela un empâtement phlegmoneux rétro-vésical. L'incision périnéale atteignit quelques très petits foyers intraprostatiques ; puis, après avoir déchiré des cloisonnements, le doigt ouvrit successivement une dizaine de petits foyers remplis de pus fétide. La malade guérit. L'observation III est comparable à la précédente ; le ramollissement du lobe gauche avait été constaté *depuis onze mois*, quand éclata le phlegmon périprostatique annoncé par de vives douleurs mictionnelles, la fièvre et les frissons. L'incision périnéale ouvrit une cavité intraprostatique communiquant largement avec un foyer rétro-vésical. Le malade guérit. L'observation XVII a trait à un abcès presque latent, mais non chronique, que nous rappellerons pour ses analogies avec les précédents. Le malade était traité par la dilatation quand il fut pris de malaise, eut les urines un peu troubles et la fièvre (38°,5) ; le toucher rectal ne montra qu'une prostate grosse et indolente, puis un peu douloureuse les jours suivants en même temps que la température arrivait à 40° et 40°,3. La suppuration ne put être que soupçonnée par le toucher rectal régulièrement pratiqué. Cependant, la fièvre redoubla tout à coup et atteignit 40°,6 ; en même temps on constatait l'empâtement phlegmoneux de la région périprostatique. Le lendemain, dans la glande même, on ne trouva, au moment de l'incision périnéale, qu'une cuillerée de pus, mais il existait un vaste clapier rétro-vésical. De même, Segond a vu (v. obs. LIII), chez un prostatique, un abcès, qui n'a attiré l'attention qu'au moment où il envahit la fosse ischio-rectale. Œsterreich a lu à la Société de médecine berlinoise (1892) l'observation d'un prostatique qui se sondait depuis deux ans et portait un abcès latent non diagnostiqué : il mourut de l'ouverture de l'abcès dans le péritoine.

Enfin on a observé également des *abcès périprostatiques latents*. Tantôt il s'agit de petits foyers collectés au milieu d'un tissu cellulaire induré et fibreux de périprostatite chronique ; tantôt il s'agit d'abcès de plus grand volume, développés lentement et insidieusement chez des malades affaiblis, tuberculeux ou urinaires. Dans la première catégorie nous plaçons les deux cas que nous avons extraits des péricystites de Hallé ; il ne nous paraît pas douteux que des recherches dans les musées en découvriraient de plus démonstratifs encore. Dans la seconde catégorie prennent place 7 observations (XXXVI à LXII) dont 2 chez des tuberculeux, 1 chez un rétréci et 4 chez des prostatiques ; l'infection urineuse, dans ces 5 derniers cas, empêchait de songer aux suppurations du côté de la prostate.

Nous en rapprocherons l'observation de péritonite à forme insidieuse observée par Collinet (v. obs. XLIII), à la suite d'un abcès prostatique ouvert dans l'urèthre. Nous ignorons l'explication de cette marche latente ; l'auteur de l'observation l'attribuait à l'insensibilité naturelle du malade, qui aurait supprimé les symptômes réflexes de la péritonite ?

DIAGNOSTIC

Toucher rectal. — Le diagnostic des abcès prostatiques et périprostatiques se fait par le toucher rectal. Celui-ci peut être commandé par les symptômes fonctionnels si éclatants de la prostatite phlegmoneuse aiguë dont nous avons décrit le type d'origine blennorrhagique ; dans les formes insidieuses, il doit aussi être fait sans qu'on attende de graves désordres fonctionnels et généraux. On doit poser en règle générale que chez tout malade des voies urinaires, le toucher rectal doit être pratiqué, ou tout au moins qu'on doit se tenir prêt à le pratiquer à la moindre alarme. Mais en outre il doit être fait systématiquement et fréquemment, chez tous les vieux urinaires, rétrécis et prostatiques, dans tous les cas de cystite, et autant que possible dans tous les cas d'abcès urineux et de phlegmons diffus périnéaux.

Il y a là un devoir pour le chirurgien qui peut éviter à son malade les plus graves complications, le résultat de l'intervention chirurgicale dépendant avant tout de sa précocité.

Quelques symptômes mettront d'abord·sur la voie du diagnostic; dans les cas aigus, les troubles mictionnels et ceux de la défécation sont caractéristiques; dans d'autres cas on pourra être amené à rechercher l'état de la prostate par le toucher rectal par quelques-uns des symptômes suivants : la *limpidité* des urines coïncidant avec une poussée fébrile chez un prostatique (Albarran), ce qui écartera l'idée d'une cystite ou d'une néphrite; la *blennorrhée intermittente* des malades dont l'abcès s'est déjà ouvert dans l'urèthre prostatique et chez lesquels le pus s'amasse d'abord peu à peu en arrière du sphincter externe avant d'être comme éjaculé au dehors; on peut en outre constater, par le dépôt des urines, qu'une partie du pus, drainé par l'urèthre, a pénétré dans la vessie; si l'écoulement purulent est très abondant, il peut devenir permanent au méat pendant quelque temps; la pression du doigt par le rectum amènera une plus grande évacuation du pus; l'apparition d'une *épididymite* simple ou suppurée commande aussi le toucher rectal.

Le diagnostic par le toucher rectal est-il toujours possible ? Casper dit n'avoir jamais rencontré de difficulté de diagnostic. Albarran pense qu'il n'existerait pas d'abcès méconnus si le toucher rectal était toujours fait. La lecture d'observations d'un chirurgien aussi expérimenté que Dittel ne nous permet pas d'accepter cette opinion comme applicable à tous les cas. Sans doute, en général, le toucher rectal ne laisse pas de doutes ; cependant il peut ne donner que des renseignements incomplets. Tel est le cas des abcès sous-muqueux, séparés du rectum par toute l'épaisseur de la glande ; tel est le cas de beaucoup d'abcès de petites dimensions. N'avons-nous pas vu dans une des observations de M. Desnos, que la veille même du jour où éclata la périprostatite, le toucher rectal n'avait permis à M. Guyon que de considérer comme probable l'existence d'un petit abcès prostatique ? (v. obs. XVII). Dans les deux observations de Dittel, ce chirurgien n'avait pu que soupçonner l'existence d'abcès profonds dans une prostate hypertrophiée ; le toucher rectal ne déterminait aucune douleur et ne percevait aucun ramollissement. Dans un autre·cas, une prostate non suppurée, mais qui se montra à l'autopsie atteinte « d'hypertrophie molle, glandulaire », avait pu être prise pour un abcès prostatique ayant causé une pyohémie suraiguë : le toucher rectal la percevait « agrandie régulièrement dans tous les sens, molle, dépressible, douloureuse à la pression ».

Nous ne croyons pas utile d'insister ici sur les qualités requises pour le toucher rectal. En France, on le pratique d'ordinaire dans le décubitus dorsal ; Reliquet le pratiquait dans la position debout, le malade penché en avant ; von Frisch préfère la position génu-pectorale, d'autres le décubitus latéral. Les uns préfèrent que la vessie soit pleine, d'autres qu'elle soit à l'état de vacuité. Segond recommande de ne pas enfoncer le doigt trop loin : on risquerait ainsi d'explorer le bas-fond de la vessie au lieu de la face postérieure de la prostate. Nous avons remarqué que chez des gens gros et à prostate hypertrophiée, on atteint plus facilement le bord supérieur de la prostate en exagérant la flexion des cuisses. Rappelons seulement que le toucher rectal, très douloureux, doit être fait avec la plus grande douceur, et que pour en retirer tout le profit possible, il faut le combiner au palper hypogastrique.

Dans le cas d'abcès prostatique, on constatera, si la poche purulente est pleine, un foyer *rénitent*, non fluctuant, plus élastique que le reste de la glande. Celle-ci est ordinairement augmentée de volume, surtout au niveau du lobe où s'est développé l'abcès ; elle est douloureuse à la pression, surtout au point abcédé ; elle est chaude ; elle peut présenter des battements artériels dus à la présence à sa face postérieure de vaisseaux dilatés, à direction à peu près verticale. Si la poche est en partie évacuée, ou peu

tendue, on trouvera une zone *dépressible* encadrée par la glande
dure ; quelquefois on sentira avec le doigt une fluctuation plus
ou moins nette. Si l'abcès est profond, la dépressibilité et le
ramollissement seront moins faciles à percevoir ; c'est dans ces
cas que l'on sentira une rénitence profonde, et, suivant la comparaison de M. Guyon, comme une étoffe mal tendue sur un
cadre épais et dur. En outre, souvent on constatera un certain
degré de *périprostatite* légère ; la muqueuse rectale glissera
moins facilement sur la glande, dont les contours seront un peu
moins nets. Enfin, dans le cas de caverne prostatique, le doigt
rencontrera une sensation de kyste rénitent ou fluctuant ; si l'on
fait en même temps le cathétérisme, on pourra sentir l'extrémité
d'une sonde mobile sous la muqueuse rectale.

S'il y a périprostatite, le toucher rectal sera très douloureux.
Le phlegmon est-il rétro-vésical, on sentira, mais avec peine,
l'examen ne pouvant être prolongé à cause des souffrances du
malade, une région empâtée, quelquefois bosselée ou ramollie,
toujours nettement douloureuse à la pression. Est-il rétro-prostatique, on aura sous le doigt une muqueuse œdémateuse, adhérente aux parties profondes ; la prostate sera méconnaissable,
inégale, empâtée ; il sera impossible d'en délimiter les contours
comme à l'état normal ; l'induration peut être telle que l'on a
songé dans un cas à une hypertrophie de la prostate ; dans un
autre (Dupuytren) elle simulait une exostose ischio-pubienne ;
enfin, sur cette plaque phlegmoneuse apparaîtront des points
ramollis et fluctuants. L'empâtement peut s'étendre en haut sur
la vessie, en dehors dans la direction des ischions ; quelquefois
le doigt peut le reconnaître sur les côtés du rectum.

C'est par le toucher rectal surtout que l'on fera le diagnostic
différentiel, avec la prostatite simple, l'hypertrophie, la tuberculose et le cancer de la prostate, avec la cystite, la cowpérite
qui peut coïncider avec la prostatite (Pollak).

OBSERVATIONS

Obs. XXXVI. — Chaput. *Bulletin Société anatomique*, juin 1881, p. 426 (résumée). — P..., 74 ans, 7 avril 1881. Soigné d'abord pour orchite droite subaiguë avec épanchement ; ponction, suppuration et fistule tuberculeuse consécutive. Puis blennorrhée indolente, dépérissement progressif. Au toucher rectal pratiqué quinze jours avant la mort, « prostate médiocrement volumineuse, pas douloureuse ; vésicules normales ». Mort le 11 juin.

Autopsie. — Tuberculose pulmonaire, épididymaire et du bas-fond vésical. En outre, « *abcès périprostatique* dont la cavité empiète en avant sur le tissu de la prostate. Cet abcès, situé dans la 'loge rétro-prostatique, est étendu en hauteur du cul-de-sac vésico-rectal un peu au-dessous du bord de la symphyse pubienne. En largeur il ne mesure pas plus de 2 à 3 centim. ». Il est ouvert dans l'urèthre et dans le rectum ; ouverture dans le péritoine douteuse, sans péritonite.

Obs. XXXVII. — Balzér. *Bulletin Société anatomique*, 1873 ; in Segond, obs. XXII (résumée). — B..., 41 ans, 3 janvier 1876. Tuberculose pulmonaire, otite tuberculeuse. Se présente pour écoulement uréthral abondant qui fit penser d'abord à une blennorrhagie extrèmement intense, avec douleurs. Le toucher rectal ne fait découvrir aucune tuméfaction nette de la prostate. Plus tard, matières fécales dans le pus uréthral ; alors le toucher rectal combiné au cathétérisme fit sentir la sonde dans une poche prostatique, la glande réduite à l'état de coque. Mort le même jour.

Autopsie. — Cloaque entre la prostate et le rectum, communiquant avec ce dernier, par deux orifices. « A sa partie supérieure le cloaque ne remonte pas au-dessus de la prostate ; à sa partie inférieure il descend jusqu'au sphincter de l'anus. Il est très évasé à sa partie postérieure ; plus étroit à sa partie antérieure, où il vient se terminer à 5 centim. du col de la vessie, après avoir détruit l'urèthre à sa partie inférieure dans une étendue de 3 centim. environ. La face postérieure de la prostate est creusée d'une excavation qui admet facilement la pulpe du doigt ; elle ne présente pas de lésions sur la coupe, et l'examen microscopique a prouvé ultérieurement qu'elle était parfaitement saine. » Vésicules séminales et testicules sains.

Obs. XXXVIII. — Segond, obs. XXVIII (résumée). — L..., 73 ans, 20 mars 1879. Lithotritie à séances multiples ; engagement de graviers, cystite. Puis épididymite, fièvre, mauvais état général.

« Le 6 mai, le malade rend par l'anus une assez grande quantité de pus. Un abcès périprostatique s'est développé lentement, sourdement, sans douleur. Toute la région prostatique est phlegmoneuse. L'empâtement dépasse les limites de la prostate et s'étend surtout du côté de la vésicule séminale droite. Vers la ligne médiane, point ramolli. »

Mort le 10 juin.

Autopsie. — « A la partie postérieure et latérale droite (de la vessie), immédiatement au-dessus de la base de la prostate, on trouve une vaste cavité, large et haute de quatre travers de doigt, pleine de pus. La vésicule séminale droite, située immédiatement en avant de la poche purulente, est englobée au milieu d'un tissu cellulaire phlegmoneux ; mais elle est saine. Vers la partie inférieure et postérieure la poche purulente communique avec le rectum ; en avant elle envoie un prolongement qui contourne la partie latérale gauche de la prostate, gagne l'extrémité externe du bord supérieur de sa face antérieure et se termine en cul-de-sac contre la partie correspondante de la paroi vésicale. Sur les côtés elle est bridée par les attaches rectales des aponévroses latérales de la prostate. La prostate ne contient pas de pus... »

Obs. XXXIX. — Segond, obs. XXIX (résumée). — B..., 66 ans, 19 mai 1879. Hypertrophie prostatique et calculs vésicaux. Deux séances de lithotritie le 4 et le 14 juin. Engagement de graviers, cystite. — Le 15, tuméfaction phlegmoneuse du canal inguinal droit, qui descend ensuite jusqu'au testicule droit. Mort le 18.

Autopsie. — 1° Péritonite généralisée, accentuée surtout au cul-de-sac vésico-rectal. 2° Trajet inguinal : collection purulente qui se bifurque pour envoyer une branche dans la bourse droite, l'autre vers le ligament suspenseur de la verge, et qui plonge en arrière dans le bassin en suivant le canal déférent baignant dans le pus. 3° Prostate volumineuse mais sans abcès. 4° Trois petits abcès des parois vésicales contiguës à la base du lobe droit de la prostate, communiquant entre eux et avec un clapier périvésical et périprostatique. 5° Ce dernier clapier est situé en arrière de la prostate, descendant jusqu'à la partie moyenne, bridé latéralement par les attaches rectales des aponévroses latérales de la prostate, en arrière de la moitié droite de la vessie et en avant de cette moitié, détruisant la vésicule séminale droite et décollant le péritoine.

Obs. XL. — Moysant. *Bull. Soc. anat.*, mars 1856, p. 81 (résumée). — M..., 74 ans, 23 janvier 1856. Hypertrophie de la prostate. Le malade ayant été pris de rétention d'urine a été sondé les jours précédents et a eu des frissons. Les urines sont claires. « Par le toucher rectal on sent une augmentation considérable du volume de la prostate. » Puis le malade continue à avoir des frissons, s'épuise rapidement, présente deux parotidites suppurées le 27 janvier et meurt le 30.

Autopsie. — La prostate est entourée d'un grand nombre d'abcès développés seulement dans le tissu cellulaire périprostatique et non dans la glande elle-même. Un de ces abcès, du volume d'un œuf de pigeon, occupe la partie latérale droite de la prostate... Hypertrophie de la prostate... Déchirure de l'urèthre de 3 centim., étendue de la partie bulbeuse à la partie membraneuse. « C'est sans doute à cette déchirure que sont dus ces abcès. »

Obs. XLI. — Solmon. *Bull. Soc. anat.*, septembre 1871, p. 220 (résumée). — L..., 42 ans, 11 juillet 1871. — *Antécédents :* Blennorrhagies multiples ; rétrécissement et dysurie ; abcès périnéal quatre mois avant l'entrée à l'hôpital avec fistule persistant depuis cette date, et par où s'effectue presque complètement le passage de l'urine pendant la miction.

On soumet le malade à la dilatation progressive avec les bougies, et à la fin d'août on place une sonde à demeure. Cependant la fistule et l'infection urineuse persistent. Le 27 septembre, le malade meurt d'érysipèle à point de départ au niveau de la fistule périnéale.

Autopsie. — 1° En arrière du rétrécissement, orifice interne de la fistule. 2° De chaque côté du verumontanum, deux orifices de 3 millim. de diamètre conduisant dans la loge prostatique transformée en caverne, sans autres traces de la glande que quelques tractus fibreux. 3° Communiquant largement avec cette poche, en arrière et en haut d'elle, seconde poche beaucoup plus vaste formée en avant par la paroi postérieure de la vessie, en arrière et en bas par l'aponévrose prostato-péritonéale.

Obs. XLII. — Labarraque. *Bull. Soc. anat.*, novembre 1873, p. 739. — Hypertrophie de la prostate chez un homme de 82 ans, avec rétention incomplète et infection vésicale. Soumis au cathétérisme. Le 25 août, en le cathétérisant, on fait sourdre du pus avant d'arriver dans la vessie ; plusieurs fois la sonde pénètre, par la suite, dans une cavité pleine de pus. Cependant le toucher rectal pratiqué quelque temps auparavant (dix jours ?) n'avait montré qu'une prostate volumineuse. Infection urinaire. Mort le 4 septembre. (L'observation ne mentionne pas de toucher rectal pratiqué depuis l'ouverture uréthrale.)

Autopsie. — 1° Prostate hypertrophiée, mais non suppurée. 2° « Vaste cavité purulente en arrière de la vessie, entre cet organe et le rectum, limitée en haut par le cul-de-sac péritonéal, en bas par la région membraneuse et l'aponévrose moyenne. La face externe de la vessie est suppurée à la partie postérieure. » 3° A la région membraneuse, près de l'extrémité antérieure de cette région, il existe à la paroi inférieure du canal une ouverture qui conduit par un trajet oblique en arrière et en haut dans la grande cavité.

Obs. XLIII. — *Abcès de la prostate ayant détruit l'urèthre. Péritonite latente.* Collinet. *Archiv. de méd. et de pharm. militaires*, 1888 (résumée). — Bui-Kien,

Annamite de 25 ans, atteint d'uréthrite très ancienne, se présente le 20 octobre avec rétention d'urine depuis trois jours, malgré laquelle il a fait une très longue marche. La paroi abdominale, empâtée, garde l'empreinte du doigt. *Rien au toucher rectal.* Cependant le cathétérisme conduit dans une poche d'où s'échappent pus et gaz fétides. Les jours suivants, température 38°, pas de vomisssements ni de douleurs abdominales violentes, mais affaiblissement progressif et mort après huit jours.

AUTOPSIE. — Caverne prostatique occupant toute la loge et ayant détruit l'urèthre prostatique. Parois vésicales infiltrées de pus.

Péritonite généralisée : tout le petit bassin rempli de pus. Paroi abdominale infiltrée de pus. (L'auteur conclut à péritonite par propagation et non par ouverture de l'abcès prostatique. Il attribue la lenteur et le peu de symptômes de la péritonite à l'insensibilité naturelle du malade « chez lequel une épingle devait être vigoureusement enfoncée pour être perçue »).

OBS. XLIV. — *Deux abcès blennorrhagiques ouverts dans l'urèthre, à un intervalle de deux ans. Longue persistance de l'écoulement.* DESNOS (inédite). — D. C..., 30 ans.

Antécédents personnels. — Blennorrhagie à 18 ans, qui n'a jamais guéri et a été suivie de nombreuses recrudescences.

Depuis trois ans, trois récidives ou blennorrhagies nouvelles ; à chacune d'elles, quelques jours après le début, le malade eut de la fièvre et de petits frissons. L'écoulement était très abondant.

Il y a quinze jours, nouvel écoulement ; depuis cinq jours, à cet écoulement se sont ajoutées : la fièvre, des douleurs à la miction, une sensation de gêne et de douleur périnéale, et de la douleur ano-périnéale pendant la défécation.

État actuel (6 février 1894). — Outre les signes fonctionnels ci-dessus, écoulement peu abondant ; urines troubles en masse ; au *toucher rectal*, la prostate est augmentée de volume ; ses contours sont mal limités, et sur le côté gauche siège manifestement un petit abcès. Température 37°,9.

Le 9 février, évacuation abondante de pus par l'urèthre, qui cause aussitôt un soulagement de tous les signes présentés par le malade. Le toucher rectal fait constater qu'à la saillie prostatique du lobe gauche a succédé une dépressibilité manifeste au même point.

Le 17. L'écoulement uréthral a peu à peu diminué ; il n'y a plus de douleurs ni de pesanteur périnéales.

La dépression prostatique existe toujours au toucher rectal, mais de moindres dimensions. Les contours de la glande sont perçus nettement.

En mars, le suintement uréthral persistant, le malade est traité par les instillations *au nitrate d'argent.*

En avril 1896, nouvelle blennorrhagie, *nouveaux accidents prostatiques* calqués sur ceux qui s'étaient produits deux ans auparavant. Il y a un peu de fièvre et le toucher rectal révèle un abcès bien limité.

Le 6 avril, quatre jours après la constatation de la complication prostatique, aucune amélioration ne s'étant produite, l'incision périnéale est proposée au malade, dans la crainte d'une diffusion périprostatique.

La température est de 39°,2.

Le malade refuse l'intervention, et le 8 avril, l'abcès s'ouvre spontanément dans l'urèthre. Soulagement.

Un mois après, le suintement abondant persistait par l'urèthre.

Obs. XLV. — *Abcès blennorrhagique ouvert dans l'urèthre. Longue persistance de l'écoulement.* Desnos (inédite). — M..., 28 ans.

Le malade est atteint d'une blennorrhagie récente, et s'est fait des injections abondantes de sulfate de cuivre. Une prostatite aiguë éclate, vingt-quatre heures après.

4 juin. Les signes sont ceux d'une prostatite d'intensité modérée. On institue le traitement par les lavements d'eau très chaude, les boissons émollientes, etc.

Le 8. Malgré une légère détente des symptômes, le toucher rectal décèle un point ramolli bien limité dans la glande.

Le 12. L'abcès persistant, on décide de pratiquer le lendemain l'incision périnéale. Mais dans la nuit suivante, l'abcès s'évacue spontanément dans l'urèthre.

Le 25. Le toucher rectal montre une prostate normale. Mais le suintement uréthral est toujours abondant, et *la défécation* entraîne l'issue de quantité notable de pus par l'urèthre.

Obs. XLVI. — *Hypertrophie de la prostate. Uréthrite. Abcès de la prostate ouvert spontanément dans l'urèthre. 4 mois après, incision périnéale de petits foyers intra et périprostatiques mal vidés dans l'urèthre.* Desnos (inédite). — L..., 63 ans.

Antécédents. — Alcoolique. Bon état général. Néanmoins, a eu plusieurs blennorrhagies.

Depuis deux ans passés, symptômes de prostatisme; il semble qu'au début il n'était pas infecté.

Il y a six mois, uréthrite, et presque aussitôt signes de cystite et de prostatite; deux mois après, un *abcès prostatique s'ouvre spontanément dans l'urèthre;* depuis, écoulement abondant persiste.

État actuel (1er mai 1900). — Le malade se plaint de dysurie prononcée et de douleurs lancinantes périnéales. Au toucher rectal, sur une *gangue indurée* qui masque la prostate et le bas-fond de la vessie, on sent nettement deux *foyers fluctuants.*

3 mai. Les foyers périnéaux paraissent vidés. Cependant l'*incision périnéale,* décidée, est pratiquée à cause de la persistance des douleurs lancinantes.

Dans la *prostate, un seul foyer,* petit, ne contenant que peu de pus. Mais au delà de la prostate, après avoir déchiré des cloisonnements, on trouve les foyers *périprostatiques* avec du pus en petite quantité.

Drainage. Sonde à demeure.

Du 3-15. Température normale. La sonde a mal fonctionné et un peu d'urine s'écoule par la plaie.

Du 15-30. La sonde fonctionne bien. Les drains sont retirés.

6 juin. La sonde à demeure est retirée. Il ne s'écoule plus d'urine par la plaie.

Obs. XLVII. — *Infection vésicale. Abcès prostatique à poussées et évacuations uréthrales successives. Phlegmon périprostatique. Incision périnéale. Guérison.* Desnos (inédite).

R..., 56 ans, ancien gendarme.

Antécédents. — Nombreux écoulements. Suintements uréthraux persistants depuis la jeunesse.

Rétrécissement opéré (?) en 1886, puis en 1887. Depuis, dilatation continuée, mais dans des conditions très septiques.

Pendant ces cinq dernières années, le malade a eu un suintement continuel, avec fréquence des mictions, douleurs, quelquefois urines sanguinolentes. En outre, d'une façon intermittente, période de douleur et de pesanteur périnéale, avec augmentation considérable de l'écoulement. Il a dû cesser de monter à cheval.

Ces douleurs sont devenues plus intenses et plus continues depuis six mois; en outre, tous les quinze jours environ, recrudescence des signes douloureux avec augmentation de l'écoulement.

État actuel (9 décembre 1890). — Urines infectes, très troubles, avec dépôt abondant. Urèthre libre; mais la traversée de la prostate, irrégulière, est douloureuse. Vessie douloureuse à l'exploration; rétention de 30 gr.

Toucher rectal : prostate méconnaissable sous un empâtement de toute la région prostatique et vésicale, avec grosses bosselures et plusieurs foyers ramollis, douloureux à la pression. Température 39°,5.

Le 15. Mêmes signes. La douleur périnéale continue. Les mictions sont fréquentes. La température n'est pas descendue au-dessous de 38°,2, et présente des alternatives d'élévation plus ou moins considérables.

Le 20. *Incision périnéale.* Le bistouri, puis le doigt rencontrent de *nombreux foyers purulents* qui s'évacuent *successivement.* — Curettage de l'ensemble de ces clapiers. Deux drains longs de 18 centimètres sont laissés dans la plaie. Sonde à demeure.

Le 24. Grande amélioration. Les envies sont encore très fréquentes et les urines toujours troubles, mais la douleur périnéale a disparu.

Le 4 janvier. La sonde à demeure ayant été déplacée, il s'écoule de l'urine par la plaie.

Le 16. Drainage périnéal supprimé.

Le 20. Sonde à demeure supprimée. Il ne s'écoule pas d'urine par la plaie.

1ᵉʳ février. Guérison de l'incision périnéale. L'infection vésicale persiste, mais les douleurs ont diminué.

Obs. XLVIII. — *Hypertrophie de la prostate. Infection vésicale. Abcès péri-prostatiques ouverts dans la vessie ; alternatives de réplétion et d'évacuation des abcès pendant deux mois. Mort.* Desnos (inédite). — P..., 72 ans, peintre.

Antécédents. — Rhumatisme articulaire. Albuminurié depuis quinze ans. Aurait eu le diabète (?) Artério-sclérose. Lésions valvulaires multiples.

Rétrécissement de l'urèthre dilaté il y a vingt ans, et régulièrement entretenu depuis.

Symptômes de prostatisme depuis dix ans.

Infection probable depuis quatre ou cinq ans.

Il y a un an, les urines étaient devenues peu à peu très troubles. Il fut amélioré par l'évacuation et les lavages vésicaux.

État actuel (mars 1897). — Urines très sales, dépôt considérable.

Cathétérisme assez difficile ; une sonde de Nélaton est arrêtée ; une sonde coudée ne pénètre qu'avec de grandes difficultés après avoir buté contre un obstacle prostatique.

Rétention considérable : 150 grammes.

Le lendemain, avec de grandes difficultés, on place une sonde à demeure qui reste en place huit jours. Alors le cathétérisme devient plus facile et peut être pratiqué par le malade lui-même.

3 décembre. Le cathétérisme a été difficile, le malade a fait des manœuvres multipliées qui l'ont fait saigner. Le soir, frissons et fièvre.

Le 5. Température 40°. Toucher rectal : prostate grosse, large, aplatie et étalée. Les limites de la glande sont effacées. *Empâtement rétro-prostatique* avec bosselures et parties molles et *fluctuantes*. Sous le doigt, battements d'artères sinueuses.

Le 7. Évacuation de pus dans la *vessie ;* l'urine en contient en abondance. Température 38°,2. Toucher rectal : le doigt s'enfonce dans deux dépressions prostatiques considérables, molles, qui sont évidemment des abcès vidés.

Le 8. Après trois semaines d'apyrexie, la fièvre et les frissons reparaissent. Température 39°,9. Au toucher rectal, *foyer prostatique* nouveau et plus gros que les précédents. L'entourage du malade s'oppose à une ponction rectale.

Le 9. Urines rares. Fièvre, subdelirium.

Le 10. Évacuation *spontanée uréthrale* ou vésicale. Il y a un dépôt purulent abondant dans la vessie et un écoulement par l'urèthre.

Le 20. Reproduction puis évacuation de l'abcès.

Le 21. Gonflement épididymaire et vives douleurs.

Le 25. Incision de l'abcès de l'épididyme. Évacuation très abondante de pus.

4 février. La fièvre continue, avec accès intermittents. L'état général devient de plus en plus menaçant. Toucher rectal : empâtement périprostatique, sur lequel on distingue des îlots ramollis, dépressibles, au milieu d'une surface généralement indurée.

Mort le 8 février.

Obs. XLIX. — *Abcès chronique de la prostate. Fistule uréthro-rectale avec diverticule sur son trajet.* Hébert. *Revue méd. Normandie*, 1900, p. 362 (résumée). — X..., 50 ans. En août 1896, blennorrhagie et abcès prostatique qui s'ouvre dans l'urèthre et le rectum. Fistule uréthro-rectale consécutive, par laquelle l'urine passe dans le rectum ; persistance de l'écoulement uréthral. En avril 1897, abcès de la marge de l'anus ouvert spontanément et qui depuis s'est reformé 8 à 10 fois en 3 ans. En janvier 1900, l'état général est devenu peu à peu très mauvais. On constate : écoulement de pus par l'urèthre, surtout pendant les défécations ; sur la fesse droite, à 2 centim. de l'anus, fistule urinaire où le stylet s'engage à 3 centim. et demi ; au toucher rectal, pas d'orifice fistuleux, mais prostate à contours empâtés, bosselée ; la pression fait sourdre du pus et de l'urine en quantité notable par le canal et la fistule.

L'auteur diagnostiqua : abcès prostatique suivi d'abcès prérectal ; fistule uréthro-rectale, fusée périnéale. Il fit le massage de la prostate, des lavages uréthraux, des instillations argentiques, des lavements rectaux froids. Au bout d'un mois, guérison de la fistule. Mais pendant deux mois encore on constata l'écoulement et l'ouverture de petits abcès glandulaires dans l'urèthre.

Obs. L. — Tillaux (Obs. XXX de Segond) (résumée). — Homme de 20 ans, contracte à la suite d'excès de coït un abcès prostatique à signes nets, qui s'ouvre dans l'urèthre, ce qui amène amélioration rapide. Mais quelque temps après, poussée de périprostatite. Le toucher rectal montrait empâtement phlegmoneux de toute la région prostatique qui se prolongeait dans la fosse ischio-rectale gauche. La diffusion s'étendit en outre vers le haut. Elle suivit le canal déférent, gagna le trou obturateur ; au bout d'un certain temps, l'empâtement fémoral disparut par résolution. Puis ouverture dans le rectum et fistule uréthro-rectale, qui ne put être opérée à temps.

Obs. LI. — *Hypertrophie de la prostate. Abcès latent de la région moyenne. Abcès périprostatique à signes bruyants. Incision périnéale. Guérison.* Desnos (inédite). — M..., 65 ans.

Antécédents. — Nombreuses blennorrhagies qui n'ont jamais complètement guéri. La dernière il y a quinze ans. Depuis, suintement intermittent.

Depuis quatre à cinq ans, symptômes de prostatisme ; fréquence nocturne, grandes difficultés avant d'obtenir le départ du jet.

En outre, depuis un an, fréquemment cuisson et douleur après la miction ; et 5 ou 6 accès de rétention qui obligent le malade à se sonder pendant quelques jours.

Amaigrissement. État général assez bon.

État actuel (15 avril 1897). — Symptômes fonctionnels énoncés ci-dessus. Le cathétérisme est facile ; pas de vomissements ; urèthre prostatique allongé ; saillie prostatique contre laquelle butte l'explorateur, mais que contourne avec difficulté la sonde coudée.

Rétention vésicale d'environ 50 grammes.

Au toucher rectal, prostate volumineuse, arrondie, sans inégalités. Au centre, légère douleur à la pression, et à ce niveau, sensation de mollesse et de *fluctuation* très nette.

Le malade refuse toute intervention.

18 octobre suivant. Le malade revient parce qu'il a eu de la *fièvre* la nuit précédente. Il urine plus facilement depuis deux jours et n'a pas beaucoup de douleur.

La rétention est légère.

Au toucher rectal, la prostate est très effacée, mais il existe de l'*empâtement rétro-vésical*.

Le 23. Frissons répétés tous les jours précédents. Température 40°.

Le 24. *Incision périnéale*. Dans la glande, très *petits foyers* purulents. Mais le doigt déchire des cloisonnements et pénètre successivement, en arrière et sur les côtés de la prostate, dans une *dizaine de petits clapiers* remplis de pus fétide. Tamponnement. Drainage.

24 novembre. Les drains sont retirés. Il n'y a plus de suppuration.

(*Voyez en outre l'observation XVII.*)

Obs. LII. Desnos. — *Hypertrophie de la prostate. Abcès latent du lobe gauche. — Phlegmon périprostatique à symptômes bruyants. Incision périnéale. Guérison* (inédite).

D..., 64 ans.

Antécédents — Douteux. Probablement blennorrhagies multiples, dont une assez récente.

Depuis trois à quatre ans, il urine mal et présente de la fréquence des mictions la nuit, quelquefois une sensation de chaleur du canal pendant la miction, un jet faible, des mictions lentes.

État actuel, 21 octobre 1892. — Depuis quatre jours, la miction est devenue de plus en plus difficile et la rétention est enfin devenue complète.

La rétention complète cause de grandes douleurs et une anxiété croissante. La vessie est distendue et son globe est sensible à l'hypogastre. Pouls fréquent.

Un explorateur à boule olivaire est arrêté dans le canal. Une sonde coudée ne passe pas mieux. La manœuvre du mandrin réussit, et la sonde coudée est laissée à demeure.

Au toucher rectal : prostate volumineuse, lisse, globuleuse, symétrique. Le lobe droit est plus mou et un peu dépressible.

Le 22. La sonde à demeure ayant été retirée, le malade ne pisse plus que goutte à goutte.

Le 26. Sonde à demeure replacée, et conservée jusqu'au 4 novembre. Alors le malade urine plus facilement, mais présente une rétention incomplète de 100 gr. environ. Au toucher rectal, la *mollesse du lobe gauche* de la prostate est manifeste.

15 décembre. Miction assez faible. Fréquence plus grande qu'avant l'accès de rétention. Toucher rectal : collection liquide prostatique évidente ; la pression est peu douloureuse.

13 février 1893. Même état. Le malade refuse toute intervention.

Le 22 septembre. La rétention s'est reproduite et a nécessité le cathétérisme par un médecin, à la campagne. Depuis, le malade est obligé de se sonder lui-même, et le fait assez facilement.

Le 28. La rétention persiste. En outre, le malade a de vives douleurs pendant la miction, et des frissons, de la fièvre. Le cathétérisme est fait facilement avec une sonde de Nélaton.

Au toucher rectal, la prostate semble avoir diminué de volume ; mais il y a de l'*empâtement périprostatique* et l'on ne peut plus distinguer les limites de la glande.

1er octobre. *Incision périnéale* (prérectale). Immédiatement au-dessus de l'aponévrose moyenne on trouve du pus. Les foyers prostatiques sont confondus avec une cavité rétro-prostatique et rétro-vésicale, profonde du côté droit seulement. Hémorrhagie abondante. Tamponnement et drainage.

Le 2. Cessation des douleurs. Température, 38°.

Du 5 au 21. Suppuration d'abord très abondante, mais cessation de la fièvre ; les drains sont laissés tout ce temps.

Le 21. Drain plus petit, qui est retiré le 2 novembre.

15 novembre. Il reste un petit trajet fistuleux ; mais la suppuration est très légère.

15 décembre. *Guérison* complète. La prostate est méconnaissable, et son volume très réduit.

Obs. LIII. — (Obs. VI de Segond) (résumée). — G..., 68 ans, 30 janvier 1879. Hypertrophie de la prostate.

Rétention avec regorgement depuis vingt jours. Pesanteur périnéale.

Évacuation lente et progressive de la vessie par cathétérisme, mais hématuries, jusqu'au 5 février. Le toucher rectal n'a rien décelé. Puis polyurie, troubles digestifs. Près de deux mois après (26 mars), douleurs ischio-rectales, rougeur et tuméfaction ischio-rectale, fièvre.

Alors toucher rectal : « Empâtement phlegmoneux dans toute l'étendue de la fosse ischio-rectale gauche. Au milieu de cet empâtement général on obtient nettement la sensation de fluctuation... La prostate paraît très volumineuse. A gauche et en haut, ses contours sont effacés par une large plaque phlegmoneuse qui se continue vers la fosse ischio-rectale. Au niveau du lobe gauche il existe un point fluctuant. »

Incision ischio-rectale. Guérison de la plaie en un peu plus d'un mois.

« Il n'a attiré l'attention qu'au moment où, sorti de la loge prostatique, il est venu envahir la région ischio-rectale. »

Obs. LIV. — Dransart. *Progr. méd.*, 1873 (résumée). — B..., 35 ans, 21 juillet 1872. Rétention d'urine causée par rétrécissement infranchissable ;

en même temps, abcès urineux au périnée, au niveau du bulbe, qui fut incisé ; quelques jours après, abcès du dos de la verge, ouvert spontanément. Uréthrotomie externe le 1ᵉʳ août par Desprès : « on constata une douleur très vive au toucher rectal, ce qui inspira des craintes au sujet de la prostate. Ouverture rectale avec l'ongle le 3 août. Mort le soir.

Autopsie. — Péritonite généralisée ; l'abcès de la prostate ouvert dans le cul-de-sac vésico-rectal par ouverture ronde, large de 2 millim.

Obs. LV. — Curtis (obs. XXIV, de Segond) (résumée). — H..., 42 ans, 14 septembre 1872. Rétréci. Uréthrotomie interne le 5 octobre. Cystite le 7. Puis fièvre et ventre douloureux, au flanc gauche, jusqu'au 23. — Le 23, même état, œdème de la paroi abdominale, douleur au flanc gauche, à l'hypogastre, et au rein gauche. M. Guyon fait le *diagnostic : abcès périnéphrétique* propagé à la fosse iliaque gauche.

Au début de novembre, urines très purulentes, passagèrement.

Le 11 novembre, point fluctuant à deux travers de doigt au-dessus du rebord des fausses côtes gauches, sur la ligne mamelonnaire.

Incision au bistouri ; cette poche communique en bas avec l'abcès de la fosse iliaque. Le 13 décembre, incision d'un abcès périnéal ; le toucher rectal montre empâtement périvésical.

Mort le 16, à la suite d'une longue septicémie.

Autopsie. — Caverne prostatique traversée par l'urèthre sain baigné dans le pus. Le pus a contourné le col de la vessie à droite, puis s'est porté en avant entre le col et la symphyse. Là il est remonté derrière les tendons des muscles droits en passant la ligne médiane, au-dessus de l'aine gauche ; il a traversé le fascia transversalis et constitue un réservoir entre les couches musculaires, jusqu'aux insertions costales du transverse où a été faite l'incision. En outre, au périnée, plus tard, abcès communiquant avec la caverne prostatique à travers l'aponévrose de Carcassonne.

Obs. LVI. — *Abcès latent et chronique de la prostate chez un malade atteint d'hypertrophie de la prostate avec infection vésicale.* Desnos (inédite). — L..., 88 ans.

Antécédents. — Prostatique, se sondant lui-même depuis huit ans, mais très irrégulièrement et sans précautions d'asepsie. Les urines étaient toujours troubles, et fréquemment survenaient des accès de rétention.

État actuel. — Depuis six semaines, état infectieux grave.

Depuis trois semaines, sonde à demeure, très mal supportée d'ailleurs.

Le 6 mars, M. Desnos est appelé pour le voir par M. Guiard qui le soignait depuis trois ans.

Au toucher rectal : prostate très grosse, du volume d'une orange, lisse et régulière. Sur la ligne médiane, vaste *surface dépressible*, très molle, fluctuante.

Cet état a déjà été *constaté par le toucher rectal il y a dix-huit mois* par M. Guiard.

Par une pression très forte du doigt, on éveille de la douleur, et surtout un violent besoin d'uriner.

Obs. LVII. — Ladroitte. *Bulletin Société anatomique*, novembre 1883, p. 453 (résumée). — T..., 66 ans, 31 octobre 1883. Hypertrophie de la prostate, bon état général. Se présente avec rétention d'urine avec regorgement ; urines claires ; au toucher rectal, prostate volumineuse, indolore à la pression. En outre, albuminurie et bruit de galop.

On vide la vessie progressivement. Mais le 2 novembre, douleurs vésicales, fréquence, frissons et 39° ; hématurie. A partir du 4, urines deviennent peu à peu purulentes ; état général s'aggrave. Mort le 12.

Autopsie. — Vessie à colonnes et cellules. Uretères et bassinet dilatés. Reins congestionnés. « La *prostate* est hypertrophiée, surtout du côté gauche. Le lobe gauche est le siège d'un abcès du volume d'une noisette, rempli d'un pus épais et crémeux. L'abcès s'ouvre dans l'urèthre au niveau de la gouttière qui longe le verumontanum, par deux petits orifices. Les autres parties de la glande sont saines. »

Obs. LVIII. — Dittel. *Wien. klin. Woch.*, 1889, p. 459, obs. XVI (résumée). — N. N..., 83 ans, en apparence très bien portant. « Lorsque je fus demandé pour la première fois pour lui, *il y a quinze ans*, à cause d'une rétention d'urine, je constatai une très grosse prostate, dont on ne pouvait atteindre le bord postérieur ; en outre, le doigt ne pouvait pas pénétrer entre les lobes latéraux et le fascia obturateur. Elle était ferme, symétrique et sensible à la pression... Le 26 avril 1887, il se fit une fausse route dans la partie postérieure de la glande, qui conduisit à un abcès fétide, à début marqué par collapsus, avec frissons. Il guérit en quatre semaines... » En juin 1887, pleurésie pendant deux mois ; « pendant ce temps la prostate était devenue peu à peu plus grosse, sans occasionner d'autre incommodité que la difficulté du cathétérisme et de la défécation. La longueur ordinaire des sondes ne lui suffisait plus ; il devait en employer de 40 centim. de long. Asepsie très soignée ». En mars 1888, de temps en temps, à la fin de la miction, courte sensation de brûlure du canal ; la prostate, examinée de temps en temps, grossit peu à peu dans tous ses diamètres sans occasionner *jamais de douleur ;* mais le malade avait quelques frissons, perdait l'appétit et le sommeil. Dans la profondeur, sensibilité à la pression du côté droit de la vessie. « Quoique jamais la pression ne provoque de douleur, j'émis la conviction qu'il pouvait y avoir de petits abcès centraux. » Le 8 avril, mort.

Autopsie. — Prostate énorme. Dans le centre des deux lobes, plusieurs abcès atteignent au plus la grosseur d'un pois ; péricystite du côté droit de la vessie ; péritonite dans le voisinage de cette région.

Obs. LIX. — Dittel. *Wien. klin. Woch.*, 1889, p. 460 (résumée). — H..., 52 ans. Hypertrophie de la prostate constatée depuis cinq à six ans, sans accidents. En 1887, fréquence, polyurie et urines quelquefois légèrement troubles. En mars 1888, il consent enfin à se faire sonder régulièrement avec des soins d'asepsie rigoureux. Mais il devint progressivement plus faible, maigrit, et depuis le 2 mai dut s'aliter. Enfin, apparition des signes de néphrite, et mort le 12 mai. « Souvent je touchai la prostate et jamais je ne trouvai de douleur, ni de signes locaux d'un abcès, et cependant il y avait aussi ici des abcès centraux, outre la néphrite bilatérale. »

Obs. LX. — Lafont, thèse Paris, 1895, obs. VIII (résumée). — J..., 41 ans. — *Antécédents :* première blennorrhagie à 19 ans ; deuxième blennorrhagie il y a quatre mois. Examiné le 18 mars : mictions douloureuses et fréquentes (tous les quarts d'heure) ; on diagnostique rétrécissement de l'urèthre, malgré élancements périnéaux dont le malade omet de parler, et en l'absence de fièvre. On le dilate pendant six jours ; mais rétention, douleurs, etc. ; alors toucher rectal : abcès du lobe gauche.

Incision rectale le 25. Le 29, il urine par le rectum. « La fistule est traitée par une large incision périnéale et guérit rapidement... Plusieurs autres fistules scrotales font rester le malade dans le service pendant deux mois. »

Lafont fait remarquer, à la suite de cette observation, que l'erreur de diagnostic est due à l'absence de fièvre, et que l'insuccès de l'incision rectale ne doit pas être attribué à cette incision, mais au retard apporté à la pratiquer.

Obs. LXI. — Dubuc, *France méd.*, 1893 (résumée). — Homme de 82 ans. Ancien calculeux lithotritié plusieurs fois. Hypertrophie prostatique, qui l'obligeait à se sonder depuis 1876. En 1877, une épididymite consécutive aux cathétérismes qui manquaient de soins de propreté. Le 22 avril, brusquement fièvre et frissons, et épididymite à droite, qui diminue ensuite. Le 2 mai, reprise de la fièvre, et le lendemain un peu d'épididymite gauche. Le toucher rectal n'est pas pratiqué. Le 18 mai, ouverture d'un abcès prostatique dans l'urèthre ; le toucher rectal montre que la suppuration est intra-prostatique ; il y a pesanteur rectale, fréquence des mictions, pas de température. On vide ensuite, chaque jour, l'abcès par pression rectale. M. Guyon consulté se prononce pour l'abstention parce qu'il faudrait « une véritable taille prérectale dans des conditions particulièrement délicates », à cause de l'âge et de la faiblesse du malade, de l'absence de fièvre et de douleurs vives. L'état local resta ensuite le même ; mais la dépression générale augmenta jusqu'à la mort, le 14 juin.

Obs. LXII. — *Abcès de la prostate masqués par néphrite.* Bride. *Loire méd.*, 1886, p. 233 (résumée). — Malade de 62 ans, mort rapidement avec signes d'urémie comateuse avec *hyperthermie* (39°) ; pas de toucher rectal avant la mort.

A l'autopsie : reins présentant des abcès miliaires multiples ; pus dans les calices, le bassinet, les uretères et la vessie. « La prostate est plus que doublée de volume, elle contient plusieurs collections purulentes. »

Obs. LXIII. — Saint-Cène. Th. Paris, obs. VI, p. 55 (résumée). — B..., 80 ans. Rétrécissement de l'urèthre. Se présente avec mictions difficiles et impérieuses. L'examen, le 10 mars, ne montre rien à la prostate, mais « plusieurs rétrécissements dans la portion membraneuse », et une rétention vésicale de 625 grammes.

Sonde n° 12 à demeure jusqu'au 19 mars, puis retirée et replacée plusieurs fois à cause d'élévation de la température. Le 25 mars, « il s'écoule du pus par l'urèthre ; on constate la présence d'un abcès de la prostate ». Le malade sort de l'hôpital le 3 avril.

CHAPITRE IV

Traitement.

I. — Quand faut-il intervenir? — Nous avons assez insisté sur les dangers qui menacent tout malade atteint d'abcès de la prostate, quand celui-ci ne s'est pas ouvert spontanément et largement dans une cavité voisine : urèthre ou rectum, pour ne pas avoir besoin de répéter que l'intervention chirurgicale doit être *précoce. Tout abcès diagnostiqué et non ouvert spontanément doit être incisé.* N'est-ce pas d'ailleurs une règle générale de thérapeutique quand on se trouve en présence d'un phlegmon profond? Sans doute Dittel a observé, à titre exceptionnel, la transformation crétacée d'un abcès, mais personne ne comptera sur une pareille éventualité.

Si l'on n'est pas certain que la prostatite soit suppurée, on fera seulement le traitement antiphlogistique des prostatites aiguës ; chaque médecin a ses moyens préférés. Le plus généralement adopté consiste en lavements chauds (Reclus), à 55°, aussi chauds et d'une durée aussi longue que le malade peut les supporter ; on peut les faire soit avec un irrigateur, soit avec un appareil à double courant. On y joindra l'application de cataplasmes chauds au périnée et à la région hypogastrique. On a recommandé les bains de siège à 30° ou 32°. La réfrigération du rectum est aussi employée en Allemagne. Von Frisch lui donne la préférence sur les autres modes de traitement. Il emploie un des appareils réfrigérateurs de Artzberger ou de Finger. Trois ou quatre fois par jour, pendant une heure environ, on y fait circuler de l'eau fraîche ou même glacée. D'après von Frisch, cette réfrigération est très bien acceptée des malades, qui s'en montrent satisfaits, et c'est le meilleur moyen d'éviter la suppuration. Les sangsues et les ventouses au périnée ont rendu des services. Enfin des suppositoires calmants et au besoin les injections sous-cutanées de morphine apaiseront la douleur et la rétention sera combattue par le cathétérisme avec une petite sonde molle de Nélaton, ou, en cas d'échec, avec une petite sonde coudée.

Si l'abcès s'est ouvert spontanément dans l'urèthre ou dans le rectum, on devra redoubler de vigilance et se tenir prêt à inciser. L'intervention est indiquée quand la température ne redescend pas à la normale, ou remonte après quelques jours ; quand il survient des frissons et que l'état général ne s'améliore pas rapidement ; quand il y a reproduction de symptômes fonctionnels ; quand il y a menace de périprostatite, soit que l'on constate un début d'empâtement au toucher rectal, soit que l'on constate une recrudescence de symptômes généraux ; enfin quand le toucher rectal fait sentir une cavité mal vidée et qui ne tend pas rapidement à se combler. On devra cependant tenir compte de ce fait que l'ouverture rectale est rarement suivie de fistulisation et que l'ouverture uréthrale ne guérit qu'assez lentement : on n'interviendra qu'en cas de nécessité, mais sans tergiversation. Lafont, sur 104 cas d'ouverture spontanée, a trouvé 29 cas suivis de complications graves, soit 27,8 p. 100 ; le chirurgien doit ne pas oublier par conséquent la fréquence des cas où il doit intervenir pour les éviter. Au contraire l'intervention, même en y comprenant les cas les plus défavorables, a abaissé la proportion à 15 p. 100 (1).

Faut-il opérer des vieillards très affaiblis, infectés depuis longtemps ? En règle générale, on doit inciser tous les abcès prostatiques, surtout ceux qui ont revêtu une gravité spéciale par suite de l'affaiblissement du sujet ; encore faut-il que cette intervention soit précoce et qu'elle ne se fasse pas sur un vieillard trop affaibli. C'est au chirurgien à apprécier si son malade pourra

(1) Reverdin. *Rev. méd. Suisse Rom.*, 1891, p. 9.

résister à une opération que l'on s'efforcera de faire rapide et complète d'emblée.

II. — PAR QUELLE VOIE FAUT-IL INTERVENIR ? — Si l'on passe en revue les différents auteurs qui se sont occupés des abcès prostatiques, on voit que le traitement des abcès a traversé 3 périodes. Dans la première, il n'y a *pas de ligne de conduite fixée*, et chaque chirurgien paraît disposé à intervenir différemment sans avoir bien pesé les avantages de chaque incision. D'une façon générale, on veut inciser là où l'abcès tend à se frayer une issue, et par conséquent surtout vers l'urèthre ou la vessie. A cette date remonte l'*ouverture dans la vessie* au moyen d'une sonde (J.-L. Petit), et *dans l'urèthre*, par le cathétérisme forcé combiné avec des pressions du doigt introduit dans le rectum, manœuvre qui n'avait même pas l'avantage d'arriver toujours à crever l'abcès. Pourtant on voit plusieurs chirurgiens préférer soit l'incision rectale, soit la voie périnéale. Le premier auteur qui vante la voie périnéale est Guthrie. A propos de la mort d'un homme dont l'abcès prostatique avait proéminé dans le rectum, il dit qu'une opération aurait pu le sauver et qu'il en a déjà opéré de semblables. Dugas, Lallemand conseillent la voie uréthrale. Velpeau veut qu'on ouvre l'abcès de bonne heure ; « le lieu le plus convenable pour les ouvrir serait certainement le périnée, le plus près possible de l'anus : ils trouveraient là un point déclive qui les mettrait à l'abri de toute stagnation de liquide... Après le périnée, c'est le rectum qui offre le plus d'avantages pour cette ouverture ; il en résulte, à la vérité, une sorte de fistule borgne interne de l'anus, que j'ai vue persister pendant six semaines chez un malade, que je fus obligé d'opérer au bout de deux mois chez un autre, mais qui ne s'établit point dans trois autres cas, et qui ne semble d'ailleurs ne constituer qu'une maladie assez légère ». Il conseille cependant l'ouverture uréthrale ou vésicale quand l'abcès y tend spontanément. S'il y a caverne prostatique avec fistule rectale, la traiter comme toute fistule périrectale par l'incision ; s'il y a fistule périnéale, l'agrandir ; s'il y a fistule uréthrale, borgne interne, la compléter par le périnée.

Demarquay traita par l'incision périnéale plusieurs phlegmons périprostatiques, tantôt par une incision entre le bulbe et l'anus, tantôt par une incision à côté du raphé. Chassaignac conseillait d'inciser là où l'abcès proémine : périnée, rectum, urèthre ou vessie ; cependant le lieu d'élection serait le périnée. Thompson (1re édition) recommandait d'inciser par le rectum, en s'aidant d'un cathéter introduit dans l'urèthre. Otto Stoll a fait surtout des ponctions des abcès prostatiques. Quoi qu'il en soit, vers cette époque la voie la plus employée était la *voie rectale*, avec incisions larges ou étroites et même avec l'ongle. L'opération était ainsi réglée : le malade étant placé en travers du lit dans la position de la taille, l'opérateur introduisait l'index enduit de cérat jusqu'au point ramolli, puis, de la main droite, glissait sur ce doigt la lame d'un bistouri dont la pointe était cachée par une boulette de cire, et le tranchant limité par une bande de diachylum. En abaissant le manche et en relevant la pointe sur l'index, on incise la paroi rectale. Telle était la pratique de Guyon avant 1884. Mais dès 1874, le professeur Dittel proposait d'appliquer sa méthode de décollement de la paroi rectale antérieure à la recherche des collections prostatiques ouvertes dans l'urèthre et tardant à guérir. En 1885, Segond, qui dans sa thèse (1880) concluait qu'il est « impossible de déduire une règle absolue pour le choix de l'une des trois méthodes (uréthrale, périnéale, rectale) au détriment des deux autres », se prononce pour l'*incision périnéale*. Celle-ci est considérée comme l'incision de choix depuis cette date. Dittel y a insisté de nouveau. Zuckerkandl y applique son procédé à lambeau périnéal. Thompson et Guyon défendent aussi l'incision périnéale et ce dernier, l'incision prérectale de Nélaton. Reverdin a été aussi l'un des premiers à appliquer cette méthode. Depuis, les cas d'incision périnéale ont été trop nombreux pour que nous puissions songer à les rechercher tous. Cependant l'incision rectale a conservé deux partisans convaincus en Casper et en M. Routier dont les idées sont reproduites dans la thèse de Lafont et dans deux articles de la *Semaine médicale* et de la *Presse médicale*.

Nous ne parlerons pas davantage de méthodes justement tombées en désuétude : ponction des abcès avec le trocart ou avec le bistouri, ouverture provoquée uréthrale et vésicale, incision rectale avec l'ongle. Deux méthodes restent en présence : l'*incision périnéale* (surtout l'incision prérectale, passant entre le transverse et le sphincter externe, sectionnant l'aponévrose moyenne et décollant la paroi rectale pour aborder la prostate par sa face postéro-inférieure ; méthode Dittel-Segond), et l'*incision rectale bien faite*. A la première se rattache l'incision à lambeau périnéal de Zuckerkandl qui donne un vaste jour sur la face postérieure de la vessie.

Pour être bien faite, l'incision rectale doit être pratiquée de la façon suivante (Routier) : le malade a été purgé la veille et a reçu un lavement le matin ; il est endormi au bromure d'éthyle et couché sur le côté droit ; l'anus est dilaté au spéculum de Trélat, puis lavé. Alors l'opérateur, ayant sous les yeux la paroi antérieure du rectum, fait sur le point culminant de l'abcès (reconnu avant la narcose afin de ne pas le méconnaître par suite du relâchement du releveur) une incision de 2 à 3 centim. suivie de lavage et de tamponnement à la gaze. Le tamponnement est supprimé le quatrième jour. On voit donc qu'il y a loin de cette incision faite à ciel ouvert, à l'ancienne ponction au bistouri introduit sur la pulpe de l'index. Casper emploie la même technique, mais remplace le tamponnement par un drain, ce qui nous semble préférable pour l'évacuation du pus, sinon pour arrêter l'hémorrhagie possible.

Les objections élevées par Segond contre l'incision rectale étaient les suivantes : 1° c'est une simple ponction ; 2° elle ne permet ni lavage, ni drainage ; 3° elle met en communication le foyer avec l'intestin septique ; 4° elle expose aux hémorrhagies les plus inquiétantes ; 5° elle favorise la production d'une fistule uréthro-rectale trop souvent incurable. Au contraire, l'incision prérectale est large, assure le libre écoulement du pus, permet l'action sur les parois si elles sont tuberculeuses, n'expose pas à une fistule rectale ni aux hémorrhagies. Elle est « complète, antiseptique, simple et exempte de tout danger ». On doit donc l'appliquer même aux cas où l'abcès est prêt à s'ouvrir dans le rectum et où il n'a aucune tendance à envahir le périnée.

M. Routier répond : 1° que les faits prouvent l'excellence de la voie rectale ; tous les malades opérés ainsi sont sortis guéris du 8° au 10° jour ; 2° qu'il ne s'agit plus d'une ponction aveugle, mais d'une incision facile à pratiquer, et à ciel ouvert, grâce à une valve ou au speculum ani ; 3° que le libre écoulement du pus est assuré ; 4° qu'il y a « sinon une antisepsie rigoureuse, du moins une asepsie suffisante » (Lafont) ; 5° que les fistules uréthro-rectales ne sont pas à craindre ; 6° que les hémorrhagies ont été signalées quand on ponctionnait le rectum, mais que d'ailleurs un vaisseau coupé serait facilement lié dans la plaie, et il en cite une observation où l'hémorrhagie fut arrêtée par une pince laissée en place vingt-quatre heures ; 7° le tamponnement empêche l'infection secondaire ; 8° l'hémorrhagie est possible par le périnée ; 9° l'incision périnéale n'évite pas toujours l'ouverture uréthrale ; 10° la guérison de l'incision est très lente après l'incision périnéale ; 11° l'incision périnéale est une véritable opération demandant une longue pratique et des connaissances anatomiques.

Nous croyons devoir accorder à l'incision rectale bien faite qu'elle est assez large et assez bien placée pour donner issue au pus des abcès prostatiques et même des abcès circonscrits nettement rétro-prostatiques, et que par conséquent les heureux résultats constatés dans plusieurs cas sont expliqués ainsi.

Malgré tout, l'incision rectale nous semble inférieure à plusieurs points de vue.

1° Même après un lavage du rectum pratiqué aussitôt après

la dilatation, le rectum reste septique et par conséquent le malade est exposé aux *infections secondaires* que l'on sait éminemment aptes à produire de graves phlegmons diffus. Le *tamponnement* est une barrière illusoire à cette infection ; il ne peut en effet pas être changé assez facilement toutes les fois qu'il est souillé par le pus ou les matières fécales. (Un drain assurerait mieux l'évacuation.)

2° Il est moins dangereux de provoquer une *hémorrhagie* par le périnée, où le tamponnement peut être fait et entretenu aseptiquement, que par le rectum où l'on ne peut pas toujours éviter la section de gros vaisseaux ; sur les 8 cas de Lafont, il se trouve une hémorrhagie, arrêtée facilement d'ailleurs.

3° Les *fistules* uréthro-périnéales sont faciles à guérir, bien que la durée de la cicatrisation soit un peu longue ; au contraire, les fistules uréthro-rectales sont rebelles. M. Routier ne les a pas observées, et elles sont rares, d'après les observations connues d'ouverture spontanée ou chirurgicale par le rectum ; si rares qu'elles puissent être, elles n'en constituent pas moins un danger. En revanche, les faits d'abcès prêts à s'ouvrir dans le rectum et qui furent incisés par le périnée en sauvegardant la muqueuse rectale, ne sont pas rares.

4° Si l'incision rectale peut paraître facile et suffisante pour des abcès de la glande proéminant dans le rectum, elle serait au contraire *incommode et insuffisante* pour les cas nombreux où il faut effondrer des cloisons intraglandulaires, faire communiquer *largement tous les clapiers* périprostatiques et pour les cas assez fréquents où l'importance des signes fonctionnels et les résultats du toucher rectal *ne laissent pas prévoir exactement toute l'étendue des lésions périprostatiques.*

La longue durée, inévitable, de la cicatrisation exposerait alors au plus haut degré aux infections secondaires venues du rectum, et la production de fistules borgnes internes serait certainement plus fréquente que ne risque de l'être celle de fistules périnéales. En outre, dans des cas semblables, l'intervention rectale ne serait plus facile, ni à la portée du chirurgien dépourvu de connaissances anatomiques et d'une longue pratique. D'ailleurs, M. Routier excepte ces cas : « Dans les cas invétérés, cavernes intarissables le plus souvent d'origine tuberculeuse, nul doute que ces larges incisions (périnéales) ne produisent d'heureux résultats » (Lafont) ; et ailleurs, dans ses conclusions, Lafont ajoute : « Nous réservons l'incision périnéale lorsqu'il existe de vastes décollements, des fistules anciennes, ou des cavernes tuberculeuses. »

A ces causes d'infériorité, nous ajouterons que l'incision rectale ne nous paraît pas opposer, d'une manière générale, tous les avantages énumérés par Lafont. Bien faite, elle n'est *pas beaucoup plus simple* que l'incision périnéale, sauf peut-être pour des malades placés dans de très défectueuses conditions matérielles pouvant gêner l'opération. En outre, les heureux résultats de la pratique de M. Routier tiennent certainement en grande partie à la précocité de son diagnostic et de son intervention ; la preuve en est dans ce fait que l'incision rectale faite tardivement dans un cas (obs. VIII de Lafont) dut être suivie d'une incision périnéale. Enfin, quant à la durée de la guérison, on pourrait opposer aux faits de M. Routier d'autres faits concernant l'incision *précoce* des abcès prostatiques par le périnée et suivis de guérison rapide.

Si l'abcès diffuse au périnée, l'incision de choix est encore l'incision prérectale, et c'est sur la ligne médiane qu'il faut chercher le pus. En outre, on fera les contre-ouvertures nécessaires ; on évacuera ainsi les abcès de la fosse ischio-rectale, bien qu'on ait des exemples de guérison par incision rectale ; si une fistule devient menaçante, on préviendra sa formation en incisant la paroi rectale et le sphincter. On ouvrira de même les collections iliaques, inguinales, etc.

Enfin, si l'ouverture uréthrale s'est produite, on ne négligera aucun moyen pour éviter la production d'une fistule urinaire : cathétérisme répété, sonde à demeure, dilatation des rétrécissements, désinfection de l'urèthre, massage de la prostate.

BIBLIOGRAPHIE [1]

Adams (John) *. — *Anatomie and diseases of the Prostate*, 2ᵉ édit. Londres, 1853.

Albarran. — Art. « Abcès de la prostate », *Traité de chirurgie*, LE DENTU et PIERRE DELBET, t. IX.

Albarran et **Cottet**. — Des infections urinaires déterminées par les microbes anaérobies. *Vᵉ session de l'Assoc. d'urologie*, 1900, in *Annales génito-urinaires*, p. 847.

Ames. — Cas traité par incision périnéale. *Med. News*, 13 sept. 1890.

Amussat *. — *Leçons sur les rétentions d'urine causées par les rétrécissements du canal de l'urèthre et sur les maladies de la prostate*. Paris, 1832.

Ballon. — Acute Prostatitis and Prostatic abcess. *N.-Y. med. Journ.*, 1891.

Barbacci. — Prostatite suppurata da B. coli commune. *Sperimentale*, 1892.

Bazy. — Abcès de la fosse iliaque consécutif à des lésions prostatiques. *Mercredi méd.*, 22 mars 1893.

Beck. — Ueber acute eitrige Prostatitis. *Memorabilien*, 1881.

Bégin *. — Art. « Prostatite » du *Dictionnaire de médec. et de chirurg. pratiques*. Paris, 1835, t. XIII.

Bell *. — *Traité de la gonorrhée virulente et de la maladie vénérienne*, 1797. Trad. BOSQUILLON, t. I, Paris, 1802.

Béraud *. — *Maladies de la prostate*. Th. agrég., Paris, 1857.

Bouloumié *. — *Considérations générales sur la pathogénie des maladies de la prostate, et prostatite subaiguë*. Paris, 1874 (mémoire présenté à la *Soc. de méd. prat. de Paris*).

Boyer *. — *Traité des maladies chirurgicales et des opérations qui leur conviennent*, t. IX, Paris, 1824.

Bride. — Observation de prostatite suppurée. *Loire méd.*, Saint-Étienne, 1886, p. 233.

Campenon. — Art. « Prostate » du *Dict. de méd. et de chir. pratiques*, 1880.

Casper. — Prostata abscess, phlegmonöse Periprostatitis und Phlebitis paraprostatica. *Berlin klin. Woch.*, 1895, p. 455 et 478.

Chassaignac *. — *Traité pratique de la suppuration et du drainage chirurgical*. Paris, 1859, p. 421.

Chassaignac *. — Abcès à l'anus. Art. du *Dict. Dechambre*, Paris, 1870.

Chavannaz. — Des fistules vésico-intestinales acquises chez l'homme. *Annales génito-urinaires*, 1897.

Chopart *. — *Traité des maladies des voies urinaires*. Paris, 1855.

Civiale *. — Aperçu pratique sur la suppuration et les abcès de la prostate *Bull. de thérap.*, 1848.

(1) Les noms d'auteurs suivis d'(*) sont ceux qui font partie de la bibliographie de Segond.

Civiale *. — *Traité pratique des maladies des organes génito-urinaires*, t.II,Paris, 1850.

Cohn. — Recherches bactériologiques dans l'uréthrite postérieure et la prostatite. *Centralbl. f. Krankh. d. Harn. und Sexualorg.*, 1898.

Collinet. — Abcès prostatique. *Arch. de méd. et de pharm. militaires*, 1888.

Colombini. — Della frequence della prostatite... blennorragica. *Il Policlinico*, 1895. — *Giornale ital. delle mal. veneree e della pelle*, 1896.

Costin. — Abcès de la prostate. *Soc. chirurg. Bucarest*, 1900, p. 72.

Cottet. — V. ALBARRAN).

Cottet. — *Recherches bactériologiques sur les suppurations péri-uréthrales*. Th. Paris, 1899.

Cottet. — Prostatite suppurée à gonocoques. *3e session, Ass. fr. urologie*, 1898.

Cottet et Duval. — Note sur un cas de suppuration prostatique et périprostatique. *Annales génito-urin.*, 1900, p. 280.

Dandolo. — Un cas incis. périn. méd. *Gazz. med. lombarda*, Milano, 1891.

Delépine. — Prostatitis and periprostatic abscess ; cystic dilatation of prostatic glands; numerous prostatic calculi. *Tr. Path. Soc. Lond.*, 1890-91, p. 219.

Demarquay *. — Observations de phlegmons périprostatiques recueillis par PAU- PERT. *Gaz. des hôp.*, 1856.

Demarquay *. — Abcès de la prostate. *France méd.*, 1862.

Demarquay *. — Clinique sur les abcès périprostatiques. *Union méd.*, 1862.

Desault *. — Rétention d'urine par le gonflement de la prostate.*Journ. de chirurg.*, Paris, 1791, t. II, p. 185.

Desault *. — *Maladies des voies urinaires.* Œuvres chirurgicales, par X. BICHAT. Paris, 1803, t. III, p. 220.

Descubes *. — *Étude sur les abcès de la prostate.* Th. Paris, 1866.

Desnos (E.). — Art. « Prostatite » in *Dict. encyclop. des sc. méd.*, 1889.

Desnos. — Phlegmon périprostatique. Foyer anormal. *Union méd.*, 1888, p. 649.

Desnos. — Kyste de la prostate. *Bull. Soc. anat.*, 1888, p, 172.

Desnos. — Abcès latents de la prostate. *IVe session de l'Association française d'urologie,* Paris, 1899. *Comptes rendus*, p. 332.

Desnos. — V. KIRMISSON et DESNOS.

Desprès (Armand) *. — *La chirurgie journalière,* 31e leçon. Paris, 1877.

Desprès *. — Abcès phlegmoneux du bassin consécutifs à des fractures de la colonne lombaire ou du col du fémur. *Gaz. des hôp.*, 1857.

Dittel. — Die Ablösung der vordern Mastdarmwand. *Wien. med. Wochensch.*, 1874, n° 16.

Dittel. — Ueber Prostataabscesse. *Wien. klin. Woch.*, 1889, p. 413, 438, 458.

Dubuc. Abcès de la prostate. *Soc. de méd. Paris*, 22 juillet 1893.

Dugas *. — *Fragments pour servir à l'histoire des maladies de la glande prostate.* Th. Montpellier, 1832.

Ehrmann. — Thérap. des abcès péri-uréthraux et de la prostatite blenn. *Wien. med. Presse*, 1895, 1er décembre.

Englisch. — Ueber die Bedeutung der Erkrankungen des Plexus venosus pros- taticus. *Wien. med. Woch.*, 1893.

Erichsen *. — Case of death from profuse hæmaturia consequent on an abscess between the prostate and rectum. *Med. Times and Gazette*, 1860, p. 79.

Escat. — Infiltration d'urine et péri-uréthrites. *Ann. génito-urinaires*, 1898.

Estor. — *Gaz. hebd. des sc. méd.*, Montpellier, 1889.

Fairbault. — Des abcès chauds de la prostate et du phlegmon périprostatique. *Gaz. méd.*, Montréal, 1891, p. 289.

Faucon *. — De la péritonite et du phlegmon sous-péritonéal d'origine blennorrhagique. *Arch. gén. méd.*, 1877.

Finger. — Prostatite glandulaire blennorrhagique. *Arch. f. Derm.*, XLIII, p. 209.

— *La blennorrhagie et complications*, 1894.

— Sur la prostatite blennorrhagique. *Wien. med. Wochensch.*, 1895.

Fournier (Alfred) *. — Blennorrhagie. Art. du *Dict. de méd. et de chir. pratiques*, Paris, 1866.

Franke. — Orchite et prostatite suppurées pendant la grippe. *Centralblatt f. d. Krankh. d. Harn. und Sexualorg.*, 1896.

Von Frisch. — *Die Krankheiten der Prostata*. Wien, 1899.

Gaufernand *. — Abcès de la prostate. *Arch. gén. méd.*, 1831.

Gazil *. — *Abcès de la prostate*. Th. Montpellier, 1855.

Gellé *. — Abcès phlegmoneux du bassin consécutif à des fractures de la colonne lombaire ou du col du fémur. *Gaz. des hôp.*, 1857.

Gosselin *. — Phlegmons et abcès de l'anus. Art. du *Dict. de méd. et de chir. pratiq.*, t. II, 1865.

Gosselin *. — Abcès prostatiques dans le cours d'une blennorrhagie. *Gaz. des hôp.*, 1867, p. 583.

Gosselin *. — *Cliniques chirurgicales de l'hopital de la Charité*, 3e éd., t. II, Paris, 1879.

Grassin. — Thèse, Paris, 1886.

Guépin. — *Tribune méd.*, 2 août 1899.

Guiard. — Traitement des suppurations de la prostate par la ponction, etc. *Ann. mal. org. gén.-urin.*, 1899.

Guilain. — *Contrib. à l'étude du traitement des abcès prostatiques et périprostatiques par l'incision périnéale*. Th. Paris, 1885.

Guillon. — Abcès prostat. à pneumocoques. *IVe session Ass. fr. urologie*, 1899.

Güterbock et Fræntzel. — Maladies de la vessie. *Jahresbericht*, 1869, 1870, 1871.

Güterbock. — *Die Krankheiten der Harnröhre und der Prostata*. Leipzig und Wien, 1890.

Guyon et Albarran. — Gangrène microbienne d'origine urinaire. 5e *Congr. fr. de chirurgie*.

Guyon. — *Leçons cliniques sur les affections chirurgicales de la vessie et de la prostate*. Paris, 1888.

Guyon. — *Leçons cliniques sur les maladies des voies urinaires.*

Hallé. — Des péricystites. *Annales des maladies des organes génito-urinaires*, 1892.

Harte. — Prostatitis and Prostatic abcess. *Univ. med. Mag.*, Philadelphie, 1889-1890, p. 530, et *Journ. Amer. med. Assoc.*, Chicago, 16 août 1890.

Hébert. — Abcès chronique de la prostate. *Rev. méd. de Normandie*, Rouen, 1900 p. 362.

Home (Ew.) *. — *Pratical observations on the treatment of the Prostate gland.*, Trad. MARCHANT, Paris, 1820.

Kirmisson. — Abcès de la prostate ayant déterminé consécutivement un rétrécissement du rectum. *Gaz. de Paris*, 1887.

Kirmisson et **Desnos**. — De la transformation fibreuse des tissus périprostatiques. Rétrécissements du rectum consécutifs. *Ann. des maladies des organes génito-urinaires*, 1889, p. 72.

Klein. — *Ueber acute Prostatitis*. Bonn, 1888.

Koehler. — Gangraen des Penis veranlasst durch Prostatabscess. *Charite Ann.*, 1890, t. XV, p. 514.

Lafont. — *Traitement des abcès chauds de la prostate par l'incision rectale*. Th. Paris, 1895.

Lallemand *. — *Observations sur les maladies des organes génito-urinaires*. Paris, 1825-1827.

Lallemand *. — *Pertes séminales involontaires*. Paris, 1836-1842.

Lallemand *. — *Clinique médico-chirurgicale*. Paris, 1845.

Lannelongue *. — Note sur les ganglions lymphatiques placés entre la vessie et le rectum de l'homme sur le trajet des uretères. *Bull. et Mém. de la Soc. de chir.*, 1878.

Law. — Traitement des inflammations et des hypertrophies de la prostate. *Rev. d'andr. et de gynécol.*, 1898, n° 2.

Lindsay. — *The med. and Surg. reporter*, 1896, p. 190.

Loumeau. — Cancer de la verge et abcès de la prostate. *Policlinique de Bordeaux*, 1899, p. 150.

Lozé. — *De l'orchite des prostatiques*. Th. Paris, 1897.

Lundberg. — Cystitis acuta ; abscessus prostatae. *Stockholm Tidskr. i mil. Helsor.*, 1884, p. 431.

Malsang *. — *De la prostatite aiguë*. Th. Paris, 1865.

Mayet. — Prostatite glandulaire suppurée. *Ann. génito-urin.*, 1896, p. 193.

Meyer. — Die Eröffnung der Prostata-abscesse vom Damme her. *N. Yorker med. Monatschr.*, 1894, p. 111.

Montagnon. — De la fréquence des localisations et des reliquats prostatiques dans la blennorrhagie. *Lyon méd.*, 1885, n° 34.

Nélaton *. — *Leçons cliniques*, in HORION : *Des rétentions d'urine*, Paris, 1863.

Nélaton *. — *France méd.*, 1859, p. 163.

Nélaton *. — *Pathologie chirurgicale*, t. V, Paris, 1859.

Noguès. — Prostatite blennorrhagique ; phlébite des plexus périprostatiques ; infection purulente. Guérison. *Ann. génito-urinaires*, 1891, p. 317.

Oesterreich. — *Soc. de méd. berlinoise*, 2 mars 1892, et *Sem. médicale*, 1892.

Oestreich. — *Berlin. kl. W.*, 1891, p. 314.

Otto Stoll *. — *Zur Pathologie und Therapie des acuten Prostataabscesses*. Zurich, 1876.

Pascal. — *Des fistules vésico-intestinales acquises chez l'homme et chez la femme*. Th. Paris, 1900.

Pasteau. — *État du système lymphatique dans les maladies de la vessie et de la prostate*. Th. Paris, 1898.

Pastureau *. — *Des abcès de la prostate*. Th. Paris, 1872.

Patieenko. — Quelques cas d'inflammation aiguë purulente de la prostate. *Meditz. Obozrenie*, 1898, p. 491.

Pauffard *. *Contribution à l'étude du traitement des fistules uréthro-périnéales et uréthro-scrotales*. Th. Paris, 1879.

Perrin fils. — Abcès traité par incision périnéale. *Rev. méd. Suisse romande*, 1890.

Peter *. — *Union méd.*, 1856, p. 562.

Petit (J.-L.) *. — *Œuvres posthumes de chirurgie*, t. III, Paris, 1774.

Philipps *. — *Traité des maladies des voies urinaires.* Paris, 1860.

Picard *. — *Note sur les inflammations et abcès de la prostate.* Paris, 1875.

Picard. — *Traité des maladies de la prostate et des vésicules séminales.* Paris, 1896.

Pio Borella. — Abcès traité par incision périnéale. *Gazz. d. osp.*, Milano, 1893

Pollak. — Ein Fall von Cowperitis und Prostatitis suppurativa in Anschlusse an acute Blennorrhœ. Resumée in *Ann. génito-urinaires*, 1892.

Poncet. — Traitement des abcès prostatiques. *Province méd.*, Lyon, 1887, p. 417.

Pozzi *. — *Etude sur les fistules de l'espace pelvi-rectal supérieur*. Th. Paris, 1873.

Princeteau. — Cathétérisme rétrograde. Suppuration périprostatique. *J. de méd* Bordeaux, 1889-1890.

Quénu et **Hartmann.** — *Chirurgie du rectum.* Paris, G. Steinheil, 1895, p. 154.

Reiss und **Güterbock** *. — *Jahresbericht*, 1874, t. II, p. 299.

Reliquet. — *Œuvres complètes*, réunies et publiées par A. Guépin. Paris, 1895.

Reverdin (J.). — De l'incision périnéale dans la prostatite suppurée. *Rev. méd Suisse rom.*, 1891.

Reverdin (J.). — Prostatite suppurée. Incision périnéale prérectale. *Ibid.*, 1891.

Rœrsch. — De la péricystite. *Ann. de la Soc. méd.-chir.*, Liège, 1897 ; in *Ann. génito-urinaires*, 1897, p. 729.

Routier. — (Traitement.) *Presse médicale*, 1900, p. 79 et *Semaine méd.*, 5 déc. 1894.

Saint-Cène. — *Des abcès latents de la prostate au cours de l'hypertrophie prostatique.* Th. Paris, 1900.

Schultz. — Traitement de la prostatite suppurée. *Vratsch*, 9 janvier 1897.

Segond. — *Des abcès chauds de la prostate et du phlegmon périprostatique.* Th. Paris, 1880.

Segond. — Des avantages de l'incision périnéale dans le traitement des suppurations prostatiques et périprostatiques. *Bull. et mém. Soc. chir.*, 1885.

Socin (de Bâle) *. — *Handbuch der allgemeinen und speciellen Chirurgie.* Pitha et Billroth, t. III. Stuttgart, 1875.

Sorel. — Abcès gonococcique prostatique. *Arch. méd. Toulouse*, 1896.

Swediaur *. — *Traité complet*, etc., Paris, 1817.

Tagand *. — *De la prostatite aiguë.* Th. Paris, 1858.

Teale. — Early diagnosis in abscess in prostate. *Brit. med. Journ.*, 1891.

Thompson *. — *Traité pratique des maladies des voies urinaires.* Trad. Martin, Labarraque et Campenon. Paris, 1874.

Thompson. — *The diseases of Prostate, their pathology and treatment*, 6e éd., Londres, 1886.

Tillaux *. — *Traité d'anatomie topographique.* Paris, 1879, p. 752 et 913.

Tuffier. — Infection généralisée à staphylocoque doré avec abcès prostatique. *Rev. de chir.*, 1895.

Vasy Fernand *. — *Adéno-phlegmon de l'espace pelvi-rectal supérieur.* Th. Paris, 1879.

Veillon et **Züber.** — Recherches sur quelques microbes strictement anaérobies et leur rôle en pathologie. *Archives méd. expérimentale*, 1898.

Velpeau *. — Art. « Prostate » du *Dict. de méd. en 30 vol.*, Paris, 1842.

Velpeau *. — Notes... *Arch. gén. de méd.*, 1827.

Verdier *. — *Observations et réflexions sur les phlegmasies de la prostate.* Le Vigan, 1837.

Verhoogen. — Ueber den perinealen Lappenschnitt bei Prostataoperationen. *Centralb. f. d. K. der Harn und Sexualorg.*, 1896.

Vidal de Cassis *. — *Traité de pathol. externe*, 4e édit., Paris, 1855.

Wishard. — Four cases of acute prostatitis with and without abscess, and some of its complications. *Indiana med. J.*, Indianapolis, 1888-89, p. 157.

Wyman. — Abscess of the Prostate cured by perineal section. *Med. News*, 1890, p. 265.

Zeller. — Ueber die Eröffnung tiefer perirectaler Abscesse durch den Perineal- schnitt. *Beitraege z. klin. Chir.*, 1886, p. 208.

Zincke. — *Traitement des abcès tuberculeux de la prostate.* Th. Paris, 1894.

Zuckerkandl. — Ueber die perineale Blosslegung der Prostata und der hinteren Blasenwand. *Wien. med. Presse*, 1889.

Zuckerkandl. — Beitrag zur chirurgischen Behandlung der Prostatabscesse. *Wien. klin. Woch.*, 1891.

Zuckerkandl. — *Wien. klin. Woch.*, 1892, n° 28.

Zuckerkandl. — *Centralbl. f. Chir.*, 1893, n° 77, et *Wiener klin. Woch.*, 1893, d'après Von Frisch.

Zuelzer und **Oberlander.** — *Klinisches Handbuch der Harn und Sexualorgane* t. III, Leipzig, 1894.

TABLE DES MATIÈRES

IMPRIMERIE A.-G. LEMALE, HAVRE